CULTIVER L'ÉMERVEILLEMENT

ET LA CURIOSITÉ NATURELLE DE NOS ENFANTS

Éditions Eyrolles
61, bd Saint-Germain
75240 Paris Cedex 05
www.editions-eyrolles.com

Pour contacter l'auteure :
agenda@catherinelecuyer.com
Site : www.catherinelecuyer-fr.com

Création de maquette et mise en page : Soft Office
Traduit de l'espagnol par Eva Lavergne
Relecture/correction : France Facquer
Cet ouvrage est paru pour la première fois en langue espagnole en 2012
sous le titre *Educar en el asombro.*

CATHERINE L'ECUYER

CULTIVER L'ÉMERVEILLEMENT

ET LA CURIOSITÉ NATURELLE DE NOS ENFANTS

Éditions EYROLLES

*À Domingo, qui a su me partager sa sensibilité
envers les lois naturelles de l'enfance, et qui m'a aidée
à donner un sens à ce que je considère désormais être
la plus belle occupation qui soit : celle d'être mère.*

L'enfant n'a pas besoin de contes de fées.
La vie est, d'elle-même, suffisamment intéressante.
Ce qui amuse l'enfant de sept ans, c'est de savoir que
Tommy a ouvert la porte sur un dragon.
Mais pour l'enfant de trois ans,
c'est suffisamment amusant de savoir
que la porte se soit ouverte.

G. K. Chesterton

SOMMAIRE

INTRODUCTION

DES ENFANTS CALMES ?
DES ADOS MOTIVÉS ?

« S'il te plaît, aide-moi à me motiver ! », demande
désespérément Emma à son enseignante du secondaire.

« Maman, c'est tellement nul ! J'ai envie de rien… »,
se plaint Emma en s'allongeant, apathique, sur le canapé
dès son retour de l'école. Tandis que, d'une main, elle zappe
entre les chaînes de télé, de l'autre, elle fait défiler
ses messages sur son téléphone portable, l'air absent.

Parents et enseignants consacrent de plus en plus de
temps à chercher une réponse à cette fameuse question
à un million : que faire pour motiver nos enfants, nos
élèves, nos étudiants ? À la maison, nous acquérons le tout
dernier arsenal qui les tiendra occupés, divertis : console
de jeux, ordinateur, tablette, Smartphone, téléviseur dans

leur chambre, lecteur DVD dans la voiture… Les écoles comme les universités ont recours à tous les moyens possibles pour éviter que les étudiants « s'ennuient » : diaporamas PowerPoint, présentations Prezi, classe inversée, tableaux interactifs, tablettes… Sans doute ces établissements scolaires ne tarderont-ils pas à exiger des enseignants qu'ils démontrent des compétences en danse ou en chant, afin de mieux « animer » leur classe…

Comme l'écrit Neil Postman :

> De l'école primaire au collège, les professeurs développent la part de stimulation visuelle dans leurs cours et réduisent la part d'exposition exigée de leurs élèves [c'est-à-dire qu'ils concentrent leur méthode d'apprentissage sur la stimulation visuelle au détriment des autres types de stimulation] ; ils donnent moins de travail de lecture et de dissertation ; et ils concluent à regret que le principal moyen de stimuler l'intérêt des élèves est l'amusement[1].

Nous voici à l'ère du divertissement, au point où éducateurs et parents semblent parfois davantage investis dans une forme d'industrie du spectacle que dans l'éducation. Pourquoi en est-il ainsi ? D'emblée, on constate que la durée d'attention de nos enfants ne cesse de décroître. Il suffit de constater le diagnostic de plus en plus commun de trouble du déficit de l'attention avec hyperactivité (TDAH), qui constitue aujourd'hui l'un des principaux motifs de consultation psychologique. Bien que les causes du TDAH, de même que son traitement, aient été le sujet de maints débats depuis les années 1970, les diagnostics de TDAH aux États-Unis se sont multipliés par dix au cours des vingt dernières années. Au département américain de la Santé et des Services sociaux, on affirme que les gènes n'expliquent qu'une partie de ce trouble, suggérant que des facteurs non génétiques exerceraient une forte influence sur son développement[2]. Une étude récente associe d'ailleurs l'utilisation fréquente des dispositifs numériques et le TDAH pendant l'adolescence[3]. De fait, la prestigieuse clinique américaine Mayo recommande depuis plusieurs années la réduction du temps d'écran pendant les cinq premières années de vie en vue de prévenir le TDAH[4]. Quant à la science, elle ne réussit pas à ce jour à expliquer de façon exhaustive et convaincante l'origine du TDAH; le débat poursuit donc son cours.

Par ailleurs, les grands-parents soutiennent que les enfants d'aujourd'hui « ne sont plus comme ceux d'avant ». J'ignore comment se comportaient les enfants à leur époque, mais je me souviens que ceux de ma génération ne perdaient pas les pédales comme cela semble être le cas si fréquemment de nos jours. Nous avions la patience de demeurer assis à regarder une barre de chocolat sans la manger avant qu'on nous en donne la permission, nous savions nous tenir tranquilles dans les magasins et les salles d'attente, nous obéissions à nos parents (ou à tout le moins lorsqu'ils prenaient un air grave), nous jouions longuement en silence, nous nous amusions avec des objets simples et d'usage courant, nous ne passions pas des jours entiers à rechercher les sensations nouvelles et, à ma souvenance, pas un seul enfant de ma classe ne prenait de pilules contre l'hyperactivité, un déficit d'attention ou un trouble de l'anxiété.

« C'est trop nul ! », gémit Alex dans la salle d'attente du pédiatre, jetant par terre une pile de magazines et sautant d'un siège à l'autre. Sa mère court au comptoir de la réception pour demander qu'on change de chaîne télévisée dans la salle. Facile de voir qu'à cinq ans, des émissions comme *L'Île aux enfants* ou des films comme *Beethoven* ne retiennent plus l'attention d'Alex. On opte finalement pour une chaîne où se déroule un dessin animé japonais au rythme effréné, dont les personnages sinistres se battent sans arrêt. « C'est pas grave, se dit la maman, c'est juste des dessins animés. » Alex retrouve son calme, hypnotisé par l'écran.

Le cri du cœur d'Emma, « Aide-moi à me motiver ! », et l'exaspéré « C'est trop nul ! » d'Alex résonnent aux oreilles de tous les parents et éducateurs tel un appel de la nature profonde de l'enfant, une nature qui protesterait parce qu'on lui refuse quelque ingrédient fondamental à son épanouissement. Et on dit que la nature ne pardonne pas… Mais qu'a-t-on fait à ces enfants qui aille à l'encontre de leur nature ? Pour y répondre, il convient de nous poser les questions suivantes : En quoi consiste la nature de l'enfant ? Comment l'enfant apprend-il ? Qu'est-ce qui le pousse à agir et à apprendre ?

« Toutes les grandes personnes ont d'abord été des enfants (mais peu d'entre elles s'en souviennent) », a écrit Antoine de SaintExupéry. Et si nous tentions de nous souvenir… De remonter le temps. De revenir en arrière dans la vie d'Emma, l'élève qui, poliment mais désespérément, prie son enseignante du secondaire de bien vouloir la motiver. Et si nous examinions à rebours la vie d'Alex, un enfant pour qui le silence ou le rythme lent de *L'Île aux enfants* sont sources d'ennui. Cette élève de treize ans et ce petit de cinq ans : il fut un temps où chacun était un bambin de six mois, d'un an, de deux ans. Emma demandait-elle à sa mère de la motiver à apprendre à parler, à ramper vers les prises électriques murales, à se tenir debout pour tirer sur la nappe, à jouer, à faire ses premiers pas ? Quant à Alex, avait-il besoin d'autre chose que le bruissement du vent sur l'herbe ou la découverte de sa propre ombre pour s'éveiller et s'étonner, ou l'histoire toute simple que lui racontait sa mère pour s'endormir ?

Les jeunes enfants n'ont besoin de personne pour les motiver *a priori*. Pensez-y bien. Le matin de Noël, que font nos enfants de six à vingt-quatre mois pour s'amuser ? Ils tirent sur les rubans et les emballages, et s'extasient en écoutant le bruit du papier d'emballage déchiré qu'ils ont entre les mains. Jusqu'à en négliger le jouet qu'il contenait. Faisant fi du ballon d'hélium attaché au guidon du tricycle offert par le père Noël, ils s'exclament : « Le père Noël a bu le lait et mangé les biscuits ! » Plus tard, ils s'émerveilleront de la chute au ralenti du ballon vers le plancher. Et quand, tôt le matin, nous nous précipitons pour les mener à l'heure à l'école, ils sont obnubilés par un objet brillant, insignifiant, au milieu de la rue :

— Maman, attends ! Regarde !
—Allez, dépêche-toi. On n'a pas le temps !, répondons-nous.

Quiconque y porte attention verra que les jeunes enfants sont dotés d'une remarquable faculté d'émerveillement pour les petites choses de la vie, des détails ordinaires qui sont l'étoffe du quotidien. Les enfants sont particulièrement doués pour voir l'extraordinaire dans l'ordinaire : un privilège réservé aux humbles, à ceux qui écoutent et observent le spectacle de la vie. Le bruit que produit un papier qu'on froisse, les bulles de bain qui collent à leurs petits doigts, la sensation de chatouillement ressentie lorsqu'une fourmi parcourt leur paume, le chatoiement d'un objet aperçu dans une flaque d'eau. C'est cet émerveillement qui incite les enfants à aller à la découverte du monde. Voilà où ils puisent leur motivation intrinsèque. Les choses les plus banales provoquent en eux l'émerveillement qui les motive à satisfaire leur curiosité, à apprendre d'eux-mêmes comment se comportent les éléments de leur entourage, à se fier à leur propre expérience de la vie quotidienne. Ils agissent de leur propre chef. Lorsqu'ils sont en bas âge, notre seule tâche est d'accompagner les enfants, d'aménager autour d'eux un environnement favorable à la découverte.

Quand nous submergeons les jeunes enfants de stimuli externes qui en viennent à supplanter leur sens inné de l'étonnement, nous étouffons leur capacité à se motiver par eux-mêmes. Offrir un substitut de cause à leur élan, c'est annuler leur volonté. Au bout du compte, ces enfants développeront une dépendance aux stimuli externes, devenant autrement incapables de ressentir quoi que ce soit, leur avide désir d'apprendre étant réprimé. Dans certains cas, leur dépendance à la surstimulation peut les pousser dans une quête de sensations toujours plus fortes, auxquelles ils deviendront également accoutumés. C'est ce qui les conduira finalement à un état d'apathie soutenue, à un manque d'enthousiasme, à l'ennui.

Que faire alors pour que ces jeunes enfants agissent avec enthousiasme, soient capables d'observer tranquillement leur environnement immédiat, de réfléchir avant d'agir, de s'intéresser à ce qui les entoure, de trouver la motivation d'apprendre, et de continuer de le faire à l'adolescence ?

Peut-être la clé réside-t-elle dans ces deux phrases, la première écrite voilà plus de sept siècles par Thomas d'Aquin : « L'étonnement est un certain désir de savoir[5] », et la seconde, vieille de milliers d'années, par Aristote : « Tous les humains ont, par nature, le désir de savoir. » Eurêka ! Tout ce qu'il nous reste à faire, au cours de ces premières années de l'enfance, est de préserver l'émerveillement, pour le laisser accomplir son œuvre ! Si « tous les humains ont, par nature, le désir de savoir », on comprendra mieux qu'Emma, lorsqu'elle n'avait que six mois, ait trouvé la force intérieure et l'endurance nécessaires pour atteindre le jouet qui était légèrement hors de sa portée : c'est que l'existence même de cet objet l'étonnait. Il n'y avait pourtant personne pour la *motiver* ou la pousser à agir. Si « tous les humains ont, par nature, le désir de savoir », on comprendra quelle inspiration a poussé Emma, quand elle avait deux ans, à prononcer des mots nouveaux. On comprendra la satisfaction d'Alex lorsqu'il se concentrait de longs moments devant la lente ascension de l'escargot sur une vitre, ou lorsqu'il découvrait la relation qui existe entre les mouvements de son corps et l'ombre projetée derrière lui par le soleil. Autant de phénomènes qui étonnent et ravissent les enfants… donnant libre cours à l'émerveillement, au désir de savoir. Laissons aux neuroscientifiques, aux psychologues et autres linguistes du développement la tâche de démêler la complexité des mécanismes d'apprentissage.

Ces derniers sont peu pertinents ici, puisque le mécanisme nous importe moins que son origine – et parce que le désir de savoir, pris en lui-même, dépasse la portée des sciences neurologiques.

Nous voulons comprendre ce qui pousse Emma à apprendre, d'où lui vient sa motivation et dans quelles conditions elle agit.

L'émerveillement est ce qui éveille l'intérêt chez une personne. Selon une étude publiée dans le *Journal of Marketing Research*[6], ce qui rend virale une histoire publiée sur Internet, c'est le fait qu'elle provoque l'émerveillement chez ses lecteurs. L'étude, menée par l'université de Pennsylvanie, présente une série de variables analysées en lien avec la diffusion et le partage de plusieurs articles du *New York Times* sur une période de six mois. Contrairement à la croyance populaire selon laquelle les internautes sont avides de contenu bref et d'histoires superficielles, frivoles, salaces ou morbides, les articles connaissant le plus de succès étaient souvent de longueur moyenne, et leur contenu positif inspirait l'émerveillement chez les lecteurs. L'étude définit l'émerveillement comme «un sentiment de transcendance du soi, un transport d'admiration et de joie face à quelque chose qui dépasse le lecteur. Dès lors, l'esprit s'ouvre et s'élargit, tandis que le lecteur s'attarde et réfléchit.»

Cette découverte est importante, non seulement pour le milieu du commerce en ligne et pour les auteurs de fiction, mais son importance pourrait s'avérer tout aussi significative du point de vue de l'apprentissage. L'étonnement, ou l'émerveillement, est effectivement à la source de tout intérêt. Et si l'émerveillement était davantage qu'un simple sentiment? Si, comme l'ont prétendu Platon et Aristote[7], l'étonnement était au commencement de la philosophie? Et si la proposition d'Aristote, selon laquelle nous avons tous, par nature, le désir de savoir, était vraie? Si l'émerveillement préexistait à tout le reste en nous, comme une condition innée? Si tel est le cas, alors les répercussions de cette découverte se feront sentir largement au-delà du spectre du marketing. Il se pourrait bien que nous venions de découvrir une faculté de l'enfant – l'émerveillement – qui, trop souvent, « tourne à vide », faute de contenus d'une qualité et d'une beauté suffisamment admirables pour élargir les horizons de l'esprit.

Il est bien établi que les structures neurologiques chez l'enfant – la structure physique de son cerveau, son « disque dur » en quelque sorte – jouent un rôle clé dans son développement. Mais cette configuration neurologique est-elle la cause du désir d'apprendre et d'agir chez l'enfant? Les tenants de cette vision purement matérialiste de l'être humain se font également les défenseurs d'une approche mécaniste de l'éducation. Selon eux, l'enfant constituerait une sorte de matériau brut que l'on peut façonner en vue d'en faire ce que l'on veut.

L'approche mécaniste rejette l'idée d'une nature humaine, de même que l'idée d'un état mental interne; tout serait au contraire programmable. Les éducateurs mécanistes bombardent leurs jeunes de stimuli externes dans le but de modeler leurs circuits neuronaux, pour, à terme, produire des enfants « sur mesure ». En outre, leur approche s'articule autour de l'habituation (un renforcement par répétition mécanique d'une action), comme en écho à la promesse de John Watson:

Donnez-moi une douzaine d'enfants bien portants, bien conformés, et mon propre milieu spécifique pour les élever, et je garantis de prendre chacun au hasard et d'en faire n'importe quel type de spécialiste [...][8].

Cette vision béhavioriste de l'éducation considère les enfants comme étant dépendants exclusivement de leur environnement pour faire leurs apprentissages. En ce sens, l'esprit serait une simple *boîte noire*, c'est-à-dire un lieu impénétrable auquel l'éducateur n'a pas accès. Ainsi, il ne nous serait possible de « comprendre » entièrement le comportement de l'enfant qu'une fois les données d'entrée et de sortie examinées, analysées et, au final, impeccablement contrôlées.

Qu'à cela ne tienne, l'histoire de l'éducation a quand même porté un vif intérêt aux états mentaux internes : ceux qui *motivent* profondément, intrinsèquement les enfants à apprendre. Bien des éducateurs ont du mal à accepter les points de vue mécaniste et béhavioriste, étant plutôt d'avis qu'à l'origine, ce qui incite les enfants à apprendre et à agir est plus profond que la structure neurologique, ou qu'une simple boîte noire. Huxley a un jour remarqué :

[...] on se demande comment il est possible qu'un phénomène aussi remarquable que l'apparition de la conscience de nos actes puisse être le résultat du mouvement d'un tissu nerveux ; c'est aussi improbable que l'apparition du génie, lorsque Aladin frotte sa lampe merveilleuse [...][9].

De plus en plus de gens s'entendent pour dire que l'origine du désir d'apprendre va au-delà du « câblage neurologique », que ce phénomène doit être quelque chose d'intangible, d'immatériel. Les Grecs de l'Antiquité disaient qu'à l'origine de la philosophie, il y a l'étonnement, manifestation première de cette nature intangible qui est innée à l'être humain : le désir de savoir. Des milliers d'années plus tard, Maria Montessori, pédagogue bien connue, insista sur l'importance de l'*intérêt* dans le processus d'apprentissage de l'enfant, décrivant cette soif d'apprendre de diverses manières : élan d'« appétit spirituel », attention polarisée, force interne. Au cours des dernières décennies, les sciences neurologiques ont permis de vérifier plusieurs des prémisses de Montessori, et le milieu de l'éducation tend de plus en plus à remettre en cause le paradigme mécaniste.

Alors, s'il était une fois une Emma et un Alex qui avaient une soif naturelle d'apprendre, que s'est-il passé ? Comment ont-ils perdu leur faculté d'émerveillement ? Qu'est-il advenu de l'émerveillement, après sa disparition ? Et comment aider Emma et Alex à le retrouver ?

PREMIÈRE PARTIE

QU'EST-CE QUE L'ÉMERVEILLEMENT ?

1

« POURQUOI
LA PLUIE DESCEND
ET NE MONTE PAS ? »

*Un enfant demande, par une curiosité tout à fait naturelle,
comment le soleil peut traverser la fenêtre, mais pas les murs
de la maison. Et nous trouvons ardu de lui répondre,
parce qu'au fond, nous ignorons tout à fait comment
le soleil s'y prend. Mais le vrai problème, c'est que nous
sommes tellement habitués à notre ignorance, et ce, dans
toutes sortes de domaines, que nous nous sentons désarmés,
presque ébranlés, de voir qu'une simple question pratique
peut venir mettre au défi notre paresse intellectuelle.*
Dorothy Canfield Fisher

*La fascination des enfants tient à ceci :
avec chacun d'eux, le monde se recrée, et c'est
tout l'univers qui est remis à l'épreuve.*
G. K. Chesterton

Nous avons vu que l'émerveillement est ce qui motive profondément l'enfant. Mais comment se fait-il que la réalité inspire chez lui une telle réaction ? Quelle faculté le pousse à s'émerveiller de son environnement ? Nous tenterons ici d'en élucider le mécanisme à l'aide de quelques illustrations.

Dans le film *Alice au pays des merveilles*, juste avant qu'elle trouve le courage de réaliser l'impossible – vaincre le dragon Jabberwocky –, Alice dit au Chapelier fou : « Il m'est arrivé quelquefois de croire jusqu'à six choses impossibles avant le petit déjeuner. » Le pays des merveilles est le lieu par excellence de l'impossible : un chat qui parle, un biscuit qui fait grandir, un lièvre obsédé par le temps… les impossibilités s'y multiplient à l'infini. Autrement dit, c'est la vie perçue à travers un regard d'enfant.

L'enfant est doté d'une surprenante capacité à imaginer l'impossible. « Papa, pourquoi la pluie descend et ne monte pas ? » « Maman, pourquoi les abeilles fabriquent pas de la confiture ou du sirop d'érable ? » « Maman, pourquoi les fourmis ne sont jamais paresseuses ? »

Ces questions ont le don de nous irriter, pour diverses raisons. Nous n'avons pas de temps à perdre avec des questions aussi bêtes et farfelues. Nous n'en voyons pas l'utilité. Qui donc se soucie de la raison pour laquelle les fourmis ne sont jamais paresseuses ? Nous sommes inquiets de voir notre enfant perdre ainsi son temps plutôt que se consacrer à d'importants accomplissements, comme apprendre le mandarin ou s'intéresser à la programmation informatique. Qui plus est, l'enfant semble chercher une explication à quelque chose d'inexplicable ou, bien pire, voudrait modifier l'ordre des choses établi. Ce qui peut finir par nous causer des soucis : Mon enfant est-il normal ? Comment peut-il avoir de telles idées ? Qui lui a mis ça dans la tête ? Peut-être a-t-il trop de temps libre ?

Or, quand notre enfant de deux, trois ou quatre ans nous bombarde de questions en apparence illogiques, ce n'est pas qu'il souhaite obtenir une explication. Ce n'est pas non plus par désir de changer l'ordre des choses. C'est simplement sa façon d'admirer une réalité qui *est*, et qui aurait pu tout aussi bien *ne pas être*. Comme nous le mentionnions précédemment, Platon et Aristote ont dit que l'émerveillement, l'étonnement, était à l'origine de la philosophie. Donc, lorsque ces questions impossibles voient le jour dans le petit crâne de notre enfant, c'est simplement qu'on le prend à philosopher ! Les enfants philosophent parce que *n'importe quelle* réalité les étonne, y compris les lois naturelles du monde, du simple fait qu'elles *existent*. Quand un enfant naît, il voit d'abord sa mère, puis il découvre les autres membres de sa famille, un passant dans la rue, une fleur, un insecte, un caillou, la lune, une ombre, la gravité, la lumière… Comme l'écrit G. K. Chesterton :

Quand nous marchons dans la rue et que nous baissons la tête pour admirer ces belles frimousses dont la tête est trois fois trop grosse pour leur corps, nous devrions toujours nous souvenir que, dans chacune de ces têtes, il y a un nouvel univers, aussi neuf qu'il le fut au septième jour de la Création.

S'émerveiller, c'est désirer connaître. Voir les choses avec un regard nouveau nous permet de nous émerveiller de leur existence même, de désirer les connaître de nouveau, comme si c'était pour la première fois. Les jeunes enfants savent s'émerveiller parce qu'ils ne considèrent pas le monde comme acquis ; ils le reçoivent plutôt comme un cadeau. Cette pensée métaphysique est propre aux gens qui savent voir que les choses *sont*, tout en voyant également qu'elles auraient pu *ne jamais être*. Nous sommes contingents : que nous cessions d'exister, et le monde continuera de tourner. Néanmoins, nous faisons partie de quelque chose de plus grand que nous-mêmes, et c'est le mécanisme naturel de l'émerveillement qui, précisément, nous permet de transcender notre existence ordinaire pour en faire l'expérience. Par conséquent, l'émerveillement implique une attitude d'humilité et de gratitude profondes.

Les enfants naissent émerveillés, il s'agit d'un mécanisme naturel, inné. Comme le dit Aristote, c'est *par nature* qu'ils désirent savoir. Mais pour que fleurisse l'émerveillement chez les enfants, il faut leur aménager un environnement respectueux de cette faculté. Et comment y parvenir ? C'est vrai que l'émerveillement est une réalité intangible qu'aucune science n'a su identifier ni mesurer. Mais que dit la science du désir de connaissance ? Le processus d'apprentissage dépend-il exclusivement de l'environnement ? Et sinon, quelle relation entretient-il avec l'environnement ?

2

L'APPRENTISSAGE : UN PROCESSUS EXCLUSIVEMENT DÉPENDANT DE L'ENVIRONNEMENT ?

L'humanité se divise en trois catégories : ceux qui ne peuvent pas bouger, ceux qui peuvent bouger, et ceux qui bougent.
Benjamin Franklin

Comment évolue un enfant ? A-t-il en lui tout ce qu'il lui faut pour se développer dans un environnement normal, ou dépend-il exclusivement de l'intervention de stimuli extérieurs ? Le processus d'apprentissage chez l'enfant provient-il de l'intérieur, tout en s'alimentant de contacts avec la réalité extérieure, ou dépend-il d'un bombardement continuel de stimuli extérieurs, auxquels l'enfant est passivement soumis ?

Au cours des cent dernières années, pédagogues, psychologues et neuroscientifiques se sont consacrés à cette question. Pendant la première moitié du siècle dernier, Maria Montessori a déclenché une révolution dans le monde de la pédagogie en introduisant la notion de « périodes sensibles » qui marquaient, selon elle, les premières années de l'enfance. Elle insistait sur le fait qu'en éducation, le principal moteur du développement de l'enfant était l'enfant lui-même. L'enfant a en lui une *force irrésistible* qui le pousse à apprendre. L'environnement et l'enseignant sont de simples facilitateurs. Bien que ce développement prenne place à travers les sens et l'exposition au monde extérieur, Montessori croyait que ce monde extérieur n'avait pas, en soi, de signification aux yeux de l'enfant. Elle soutient qu'il ne fait tout au plus que réunir les conditions nécessaires à la vie psychique, de la même façon que le corps absorbe, en se nourrissant et en respirant, les conditions offertes par son environnement extérieur qui sont nécessaires à sa vie physique.

Cette approche révolutionnaire a longtemps fait scandale, tant elle se heurtait à l'approche comportementale rigide et utilitariste qui caractérisait parfois le système d'éducation. Par « consensus », on considère nécessaire que tout enfant ait acquis, avant de faire son entrée dans le système scolaire, certaines connaissances et habiletés. Selon cette approche béhavioriste, le respect de l'activité spontanée chez l'enfant d'âge préscolaire peut ne pas garantir l'acquisition de ces connaissances et habiletés. Du moment que le préscolaire adopte une approche mécaniste, on en revient toujours à ces connaissances et à ces habiletés comme points de référence. Ces derniers correspondent souvent à ce que la société juge utile, ou à ce que fait ou connaît la moyenne des enfants d'un groupe d'âge donné; ensuite, on met en place des méthodes qui garantissent que chaque enfant puisse acquérir ces habiletés. En d'autres termes, on considère que tout est programmable.

Dès les années 1940, plusieurs psychologues[*] ont marqué le cours de la neuropsychologie et de la psychologie du développement en réalisant une série d'expériences sur des rats. L'une d'elles permettait de conclure qu'un rat entraîné en laboratoire à interagir à la manière d'un animal domestique est plus compétent en matière de résolution de problèmes qu'un rat isolé dans une cage. Une autre expérience comparait un groupe de rats vivant en cage et un autre vivant entouré de jouets, de tunnels, d'échelles, de roues, etc. On a alors constaté une augmentation de la taille du cortex cérébral des rats vivant dans un environnement enrichi. Ces deux expériences, ainsi que d'autres constats faits plus tard chez les humains, ont donné lieu à la théorie de la plasticité cérébrale, selon laquelle le cerveau est une sorte de « plasticine » capable de se modifier au fil des expériences vécues. Cette théorie mettait fin à la croyance populaire selon laquelle la structure du cerveau demeurerait fixe à partir de la naissance. Reconnaître que le cerveau est malléable venait confirmer l'importance que donnait Montessori à l'expérience sensorielle au cours des six premières années. Toutefois, ces expériences ont amené plusieurs personnes à conclure que la présence d'un environnement enrichi était une condition *sine qua non* à l'apprentissage.

Dans la foulée de ces découvertes, de nombreuses études ont été menées dans certains orphelinats, où l'on

---

[*] Dont notamment Donald Hebb et Mark Rosenzweig.

a constaté qu'une carence de stimulation engendrait fréquemment divers troubles psychologiques et d'apprentissage, comme le TDAH et les troubles de l'attachement.

En 1965, un programme d'intervention précoce appelé « Head Start » est apparu aux États-Unis ; l'initiative visait à soutenir les enfants se trouvant dans les situations à risque suivantes : 1) ceux de statut socioéconomique désavantageux, 2) ceux atteints de troubles du développement, 3) ceux nés prématurément. Les milliards de dollars alors investis dans ce programme ont engendré maintes études au sujet des avantages présumés d'une intervention précoce auprès des enfants en situation à risque. Dans certains cas, on ne nota aucun avantage, et dans d'autres, on assura avoir remarqué des améliorations ; d'autres encore faisaient état d'améliorations, mais dans certains groupes d'âge seulement, ou pour une durée parfois limitée, ou dans certains domaines seulement[1].

Ces programmes ont contribué à répandre l'idée qu'un environnement enrichi est la clé d'un bon apprentissage. Et cette croyance alla bientôt au-delà des programmes d'intervention auprès des enfants à risque : les programmes d'apprentissage précoce à l'intention d'enfants sains (n'ayant pas de troubles de développement ou d'apprentissage) ont commencé à se répandre partout dans le monde, en même temps que la croyance qu'une bonne éducation allait de pair avec un environnement enrichi. Selon ces programmes, tous les aspects de l'apprentissage de l'enfant doivent être adéquatement stimulés en fonction de son âge. Pour tout enfant qui ne franchirait pas les étapes jalonnées au préalable dans un domaine donné, on prendra des mesures correctives : elles consisteront, selon la tendance actuelle, en certains exercices ayant pour but de normaliser le domaine où l'on aura décelé un retard d'apprentissage. En vertu de cette méthode, l'enfant est une entité modelée depuis l'extérieur au moyen de stimuli artificiels : le processus d'apprentissage dépend ici exclusivement de son environnement. Le postulat principal, c'est *plus il y en a, mieux c'est*, de sorte que l'on conseille aux parents de stimuler leurs enfants autant et aussi précocement que possible.

Nous trouvons chez Glenn Doman des exemples de ces programmes d'« apprentissage précoce » pour enfants ne présentant pas de troubles de développement ou d'apprentissage, notamment dans : *J'apprends à lire à mon bébé* ; *Enfants : le droit au génie* ; et *Apprenez les mathématiques à votre bébé*. À ce jour, aucune étude ne confirme le succès de ces programmes d'« apprentissage accéléré » auprès d'enfants sains[2]. Des décennies d'études semblent plutôt montrer que le secret d'un développement sain réside dans la qualité de la relation d'attachement qu'entretient le jeune enfant avec la personne qui répond à ses besoins de base au quotidien. On ne saurait insister assez sur l'importance du lien d'attachement sécurisant que nourrit cette relation de confiance[*]. Il serait déplorable d'éloigner un enfant normal et en bonne santé de son cercle familial

---

[*] La théorie de l'attachement, d'abord élaborée par John Bowlby et Mary Ainsworth, est devenue la théorie par excellence autour de laquelle s'articulent les recherches dans le domaine du développement de l'enfant. Des données empiriques ont permis de vérifier la validité de cette théorie dans de nombreux domaines dont la psychologie, les neurosciences et la pédagogie, jusqu'à l'imposer dans plusieurs pays comme le fondement de la plupart des politiques sociales et éducatives.

durant ses premières années de vie sous prétexte qu'il faut le stimuler davantage.

En 2007, le Conseil de recherche socioéconomique du Royaume-Uni a publié un document auquel ont contribué dix-sept experts de diverses universités européennes, et qui avait pour but d'intensifier le dialogue entre les neurosciences et l'éducation. On y mentionnait ce qui suit : «Contrairement à la croyance populaire, il n'existe aucun argument scientifique convaincant, dans le domaine de la neurologie, en faveur d'une éducation formelle la plus précoce possible[3]. »

Le document explique, entre autres choses, que la plasticité du cerveau est un phénomène qui se manifeste tout au long de la vie de l'individu, et non seulement durant ses jeunes années. De plus, les expériences impliquant des rats dans une situation de carence draconienne ne sauraient *en aucun cas* servir de preuve qu'un environnement enrichi est nécessaire au bon développement d'un cerveau ; elles indiquent simplement qu'une absence totale de stimulation nuit à l'apprentissage. En fait, une étude de 2012 démontre que la surstimulation de souris nouveau-nées entraîne des déficits du rendement cognitif[4]. L'environnement naturel des rats (ou des êtres humains) est bien plus riche que tout environnement artificiel fait de cages, d'échelles et de tunnels. L'environnement familial naturel d'un enfant n'est jamais complètement vide de stimuli. Dans l'ensemble, des études confirment que l'absence de stimuli peut porter préjudice à l'enfant, mais d'un autre côté, aucune preuve ne démontre que l'enrichissement d'un environnement normal puisse améliorer son développement ou ses apprentissages. En outre, comme nous le verrons bientôt, certains indices révèlent déjà que la surstimulation peut engendrer d'autres traits problématiques chez les enfants, comme l'inattention, l'impulsivité ou la perte d'intérêt à apprendre.

Un nombre croissant d'études[5] traitent actuellement de l'existence de divers *neuromythes* dans le domaine de l'éducation. L'Organisation de coopération et de développement économiques[6] définit le neuromythe comme une idée fausse découlant d'un malentendu, d'une mauvaise interprétation ou d'une citation hors contexte de faits établis scientifiquement (à l'issue de recherches sur le cerveau). C'est ce qui se produit quand on transfère à tort certaines informations scientifiques sur le cerveau au domaine de l'éducation ou à d'autres domaines. En d'autres mots, il s'agit d'une application hors contexte de la science du cerveau. Deux de ces mythes sont en lien avec ce que nous abordions précédemment :

1. **Le mythe des trois premières années de vie** : croyance en une phase critique qui durerait les trois premières années de la vie et qui constituerait une fenêtre de temps absolue au-delà de laquelle il deviendrait impossible d'influencer certains apprentissages.

2. **Le mythe de l'enrichissement** : croyance selon laquelle un environnement enrichi accentuerait la capacité d'apprentissage des jeunes enfants.

D'autres études nous mettent en garde contre les programmes commerciaux tels que Brain Gym®, qui se fondent sur la fausse croyance voulant que les mécanismes neurologiques, par exemple la lecture, sont influencés par des exercices physiques spécifiques comme ceux visés par les mouvements croisés ou la brachiation, censés équilibrer les deux hémisphères du cerveau. À ce jour, rien ne démontre scientifiquement l'efficacité de ces programmes ou d'autres projets similaires[7]. C'est également le cas de milliers de DVD, de CD, d'applications numériques et de dispositifs qui tirent parti du mythe des trois premières années de vie : en prétendant décupler l'intelligence des enfants, on renforce la croyance populaire en des méthodes non éprouvées[8].

Selon un sondage réalisé aux États-Unis, 62 % des parents croient que les jeux éducatifs, comme les livres parlants, jouent un rôle très important dans le développement intellectuel de l'enfant ; 49 % en disent autant des DVD éducatifs, et 43 % des jeux vidéo[9]. L'industrie nord-américaine du divertissement à l'intention des enfants a des moyens puissants de convaincre les parents des bienfaits de ses produits. À titre d'exemple, une étude indique que les ventes de DVD conçus pour les enfants d'âge préscolaire représentent à elles seules pas moins de 30 % des parts de marché dans cette industrie, et plus de 80 % des applications les plus vendues dans la catégorie « Éducation » sur iTunes ciblent un utilisateur en bas âge[10]. Et pourtant, maintes études démontrent qu'aucun rapport ne peut être établi entre la consommation de ces produits et l'acquisition du langage ou l'apprentissage d'une seconde langue avant l'âge de deux ans[11] – certaines études vont même jusqu'à tracer un lien entre la consommation précoce de DVD éducatifs et un appauvrissement du vocabulaire et du développement cognitif chez les bébés[12]. Quant aux enfants âgés de deux à cinq ans, les conclusions des études varient en fonction de la nature du contenu[13].

En 2017, la Société canadienne de pédiatrie soulignait que « l'exposition aux médias ne s'associe à aucun bienfait démontré pour les nourrissons et les tout-petits, mais qu'elle est liée à des risques connus sur le plan du développement», et que «l'enfant d'âge préscolaire apprend mieux (sur le plan de l'expression et du vocabulaire) lors d'échanges réels et dynamiques avec des adultes qui se préoccupent de lui.» En bref, elle recommande d'éviter complètement l'usage des médias numériques par les enfants de moins de deux ans, et conclut qu'«aucune donnée n'appuie l'introduction des technologies à un jeune âge[14]».

De façon similaire, l'Académie américaine de pédiatrie signale qu'aucune étude n'a reconnu de bienfaits éducatifs à une telle exposition d'enfants de moins de dix-huit mois aux médias numériques, alors que des recherches préviennent au contraire du danger potentiel des écrans pour la santé et le développement des enfants de ce même groupe d'âge[15]. Ces deux associations de pédiatres recommandent que les enfants de deux à cinq ans utilisent les médias numériques pendant tout au plus une heure par jour, et sous la supervision d'un adulte. Elles ajoutent que le contenu médiatique devrait être de bonne qualité et de rythme plutôt lent, mettant en garde contre la tentation d'un recours aux médias numériques afin de calmer l'enfant : on risquerait ainsi de freiner le développement normal de sa maîtrise de soi. Ces associations recommandent également qu'aucun média numérique ne soit utilisé dans l'heure précédant le coucher, ni pendant la nuit ; elles insistent sur le fait que la chambre à coucher, les heures de repas et les périodes de jeu devraient être exemptes d'écran. Les pédiatres concluent que les parents ne devraient pas se sentir obligés d'introduire tôt l'usage de la technologie, puisque les interfaces sont généralement d'usage assez intuitif pour qu'un enfant apprenne rapidement à s'y retrouver, en temps opportun. Ce qui peut alors soulever cette question : de quoi ont vraiment besoin les enfants pour leur bon développement, si ce n'est de stimuli technologiques ?

Dan Siegel, un expert en neuroscience à l'université de Californie à Los Angeles, nous a mis sur la piste en 1999 :

Aucun besoin de bombarder les nourrissons ou les tout-petits (ni probablement qui que ce soit) de stimuli sensoriels excessifs dans l'espoir d'en faire « de meilleurs cerveaux ». Ce serait interpréter à tort la littérature scientifique de la neurobiologie que de croire que « plus on en fait, mieux c'est ». Ça n'est tout simplement pas le cas. Les parents et autres intervenants peuvent avoir l'esprit tranquille ; il est temps pour eux de « se relaxer » dans leur souci de prodiguer des quantités copieuses de stimulation sensorielle à leurs enfants. La surproduction synaptique [connexions entre les neurones] qui a lieu au cours des premières années de vie favoriserait le bon développement du cerveau, qui peut parfaitement avoir lieu au sein d'un environnement « ordinaire » offrant le minimum de stimulation sensorielle nécessaire [...].

Il ajoute :

Au lieu de s'acharner à offrir un excès de stimulation sensorielle durant les premières années du développement, il faudrait se préoccuper davantage des modes d'interaction entre l'enfant et l'adulte. Les recherches sur l'attachement suggèrent que c'est la qualité des relations interpersonnelles, et non la stimulation sensorielle excessive, qui serait la clé d'un bon développement[16].

Nous remarquons alors que le processus prend racine dans l'enfant à travers son expérience sensorielle de la réalité qui l'entoure, et principalement à travers ses relations interpersonnelles, comme l'affirme Siegel. Ce dernier semble suggérer l'existence d'un mécanisme *propre à l'enfant* qui permet son développement cérébral : comme si derrière le processus de formation du cerveau, « un principe non matériel – aussi réel qu'un poumon ou un cœur – agissait, mais de manière invisible même aux instruments de la technologie moderne ». Comme l'indique Siegel, certains désignent ce principe intangible par le terme *esprit*, d'autres l'appellent *intellect*, d'autres *âme* ; ce n'est pas une coïncidence si les chefs spirituels de ce monde s'intéressent à l'approche de Siegel. En 1999, Jean-Paul II a invité Dan Siegel à donner une conférence au Vatican sous le thème « Vers une biologie de la compassion[17] », et en 2009, Siegel faisait partie du panel d'une conférence intitulée « Les bases scientifiques de la compassion », aux côtés du dalaï-lama.

Quel que soit leur système de croyance, une grande majorité de parents, de scientifiques et d'éducateurs partagent le point de vue selon lequel l'être humain est animé par quelque chose d'intangible. Platon disait qu'à l'origine de la philosophie se trouve l'émerveillement, première manifestation de ce *quelque chose* qui déborde du domaine purement physique et qui anime l'être humain : « le désir de savoir », comme l'appelle Thomas d'Aquin. Chesterton désignait l'émerveillement comme ce qui amène une personne à agir, et non comme une conséquence des stimuli externes : « Cet émerveillement, toutefois, est autre qu'une simple idée sortie des contes de fées ; au contraire, tout l'éclat des contes de fées découle de celui-ci[18]. »

Peut-être ce « quelque chose » d'intangible auquel renvoie Siegel, et qu'il est impossible de mesurer à l'aide d'instruments technologiques, vient-il confirmer les dires de Platon, d'Aquin et de Chesterton. Il se peut que la structure neurologique d'une personne ne parvienne pas, à elle seule, à tout expliquer. Si tel est le cas, comme nous le croyons, il faudra avouer le caractère révolutionnaire d'une telle découverte, et reconnaître à quel point l'émerveillement joue un rôle important dans le développement de l'enfant. Et par le fait même, nous prendrons conscience du préjudice que peut causer la perte de cet émerveillement dans la petite enfance. S'il est vrai que l'enfant n'a pas besoin de plus qu'un « minimum de stimulation sensorielle [...] au sein d'un environnement "ordinaire" », comme l'affirme Siegel, alors il convient de se demander ce qu'il arrive aux enfants baignés dans un environnement enrichi à outrance, où ils sont constamment surstimulés de l'extérieur.

3

LES CONSÉQUENCES DE LA SURSTIMULATION

Ce que l'information consomme est assez évident :
elle consomme l'attention de son récepteur.
Donc, l'abondance d'information appauvrit l'attention…
Herbert Simon,
Prix Nobel de sciences économiques en 1978
(cité en 1971, avant l'avènement d'Internet)

Si l'intérêt pour l'apprentissage voit le jour en l'enfant lui-même, que risque-t-on de provoquer en agissant comme si le processus dépendait exclusivement de l'environnement ? Que se passe-t-il si nous lui procurons une stimulation soutenue et intense dont il n'a pas besoin ?

Non seulement a-t-il été démontré qu'un bombardement externe de stimuli ne rend pas les jeunes enfants plus brillants, mais au cours des dix dernières années, des études sont venues établir un rapport entre surstimulation et difficultés d'apprentissage. En 2011, Dimitri Christakis, directeur du Centre pour la santé, le comportement et le développement de l'enfant de l'Institut de recherche sur les enfants de Seattle et l'un des experts mondiaux de la relation entre les contenus télévisuels et le développement de l'enfant, a publié dans la revue universitaire *Pediatrics* une étude qui rattache le visionnement de *Bob l'éponge* à certaines difficultés d'apprentissage et de maîtrise de soi[1].

On a divisé en trois groupes une classe d'enfants de quatre ans. On a exposé le premier groupe à neuf minutes de *Bob l'éponge,* une émission au rythme effréné ; le second groupe a visionné neuf minutes de *Caillou,* une émission plutôt lente ; enfin, on a demandé au troisième groupe de faire un dessin. Tous les enfants ont ensuite été soumis à un certain nombre de petits tests, et les enfants qui avaient visionné *Bob l'éponge* ont eu des résultats de douze points inférieurs à ceux du reste de la classe. Dans un deuxième temps, on a constaté que les enfants qui avaient visionné *Bob l'éponge* étaient incapables d'attendre plus que deux minutes et demie avant de manger leur goûter, tandis que ceux qui avaient visionné *Caillou* et ceux qui avaient fait du dessin pouvaient patienter calmement pendant quatre minutes. L'étude était limitée en raison de la petite taille de l'échantillon et du fait qu'aucune enquête n'a été menée à long terme afin de vérifier si ces conséquences perduraient. Néanmoins, nous savons que l'environnement où évoluent de nos jours la grande majorité des enfants est fait de ce genre de surstimulation, et les conséquences que nous observons dans notre entourage semblent confirmer ces résultats plutôt que les infirmer.

Christakis croit que le problème d'une émission comme *Bob l'éponge* est qu'elle est exagérément rapide pour de jeunes enfants. Et de même pour des films comme *Cars, Les Indestructibles, L'Âge de glace, Les Minions* et bien d'autres censés plaire aux tout-petits, mais qui ne sont pas appropriés pour ces groupes d'âge, ou qui s'adressent théoriquement à des enfants moins jeunes ou à des adolescents, mais dont les consommateurs, de fait, sont souvent des enfants de moins de cinq ans. Ce genre de films et de séries télévisées est souvent conçu pour divertir les parents (car ce sont eux, après tout, qui paient l'entrée au cinéma), et non pour favoriser la croissance saine des enfants. En fait, une autre étude nord-américaine[2] fait l'analyse de 59 DVD prétendument éducatifs destinés aux moins de trois ans. L'étude relève en moyenne *7,5 brusques changements de scène par minute*, une fréquence dont l'enfant ne ferait d'ordinaire jamais l'expérience dans son quotidien. Nous ne devrions donc pas être surpris de voir que les enfants souffrent d'ennui, se montrent impatients ou nerveux quand ils retombent dans le monde réel, qui ne tient pas cette cadence! L'étude portant sur *Bob l'éponge* est en phase avec plusieurs autres qui associent la consommation d'émissions télévisuelles et de jeux vidéo à certains troubles de l'attention[3], ou le visionnement de contenu violent avant l'âge de trois ans à des problèmes d'inattention et d'impulsivité vers l'âge de sept ans[4]. Des pédiatres nord-américains de renom sont même allés jusqu'à adopter la maxime *Primum no nocere* («avant tout, ne pas nuire»), d'abord attribuée à Hippocrate et appliquée au domaine de la médecine, afin de conscientiser la communauté scientifique sur l'importance de déconseiller la présence d'écrans pour la durée de la petite enfance[5].

Comme l'avance Siegel, l'enfant a besoin d'un *environnement « ordinaire »…, d'un minimum de stimulation sensorielle…* Pas plus, pas moins. Nul besoin de tracer à la craie les circuits neuronaux dans la tête de nos enfants. Un moteur interne pousse déjà les enfants à la découverte du monde par eux-mêmes : c'est l'émerveillement. Le premier acteur en éducation n'est ni la méthodologie, ni la quantité de stimuli dirigés vers l'enfant, ni même l'enseignant. Les enfants eux-mêmes sont les premiers acteurs de leur éducation. L'adulte principalement responsable de l'enfant agit en tant qu'intermédiaire entre l'enfant et le monde réel comme terrain d'exploration. Si l'attachement à cet adulte est sécurisant (autrement dit, si l'enfant est confiant du fait que l'attention que lui porte celui-ci est inconditionnelle), l'enfant se sent en sécurité et poussera continuellement plus loin son exploration. En l'absence de ce lien d'attachement sécurisant, l'enfant manquera d'assurance, d'estime de soi, et pourra difficilement explorer son environnement en toute confiance[*]. Les parents qui croient qu'après une journée au travail, ils doivent divertir leurs enfants, peuvent avoir l'esprit tranquille. La qualité des stimuli que reçoit l'enfant ne se mesure pas à leur quantité. Le simple fait d'être présent et d'établir un lien de confiance avec lui, en le nourrissant, le regardant, lui parlant doucement, en lui souriant, en le caressant,

----

[*] Voir la note explicative sur la théorie de l'attachement, en page 25.

suffit. Un bébé de six mois est content d'examiner ses mains pendant des heures ; il n'a pas besoin de poupée parlante, de mobile tourbillonnant au-dessus de son berceau, ou de musique pour s'endormir chaque soir. Le petit de neuf mois, lui, est heureux d'arracher des touffes de gazon pour les mettre dans sa bouche. L'enfant d'un an s'exalte de voir son père jouer à cache-cache derrière la porte de sa chambre ou de tendre un bras pour rejoindre les tomates en conserve sur la première étagère du garde-manger. Comme l'a dit Chesterton :

> L'enfant n'a pas besoin de contes de fées. La vie est, d'elle-même, suffisamment intéressante. Ce qui amuse l'enfant de sept ans, c'est de savoir que Tommy a ouvert la porte sur un dragon. Mais pour l'enfant de trois ans, c'est suffisamment amusant de savoir que la porte se soit ouverte[6].

Un très jeune enfant se trouvera surstimulé par des détails qu'un adulte, qui est moins sensible que lui ou qui peut difficilement voir les choses avec la même perspective, percevra à peine. Par exemple, Christakis nous apprend qu'une émission de télévision comportant des éclats de luminosité soudains et intermittents, des changements de scènes et des mouvements rapides, des transitions brusques, etc., peut constituer une surstimulation pour le cerveau en plein développement des petits, et peut potentiellement avoir des effets néfastes sur celui-ci[7]. Des études associent le temps de visionnement de télévision durant l'enfance à un risque accru de troubles de l'attention et de l'apprentissage, avec une baisse d'intérêt chez les élèves en classe et des notes également plus basses en mathématiques, et avec une probabilité moins grande de poursuivre des études postsecondaires[8]. Les écrans lumineux et «flashants», avec leur contenu assourdissant, strident et au rythme effréné, perturbent le seul apprentissage réel et durable qui existe chez l'enfant : sa découverte et redécouverte du monde à sa façon et à son propre rythme, suivant un sens de l'émerveillement qui va au-delà de la simple curiosité envers l'inconnu ou du simple attrait de la nouveauté.

Laissons maintenant les études de côté pour nous tourner vers le bon sens commun. Qu'arrive-t-il à l'enfant quand on le stimule exagérément ? Un enfant qui n'est pas habitué à être surstimulé aura un réflexe de protection devant la saturation de tous ses sens. C'est la réaction du nouveau-né lorsqu'il ferme les yeux, agite la tête d'un côté puis de l'autre, pour tenter d'échapper à ce qu'il perçoit comme une agression. Chez un enfant de deux, trois ou quatre ans qui n'y est pas accoutumé, la surstimulation peut provoquer de la peur, des larmes ou une tension intérieure. C'est ce qui se produit quand, par exemple, un jeune enfant va pour la première fois voir un film au cinéma. Qu'advient-il des enfants qui se trouvent continuellement sous l'effet de la surstimulation, qui obtiennent immédiatement tout ce qu'ils veulent et n'ont donc pas appris à attendre ou à ressentir de la frustration ? Quand leurs agendas sont aussi remplis (d'activités parascolaires) que ceux de PDG dévorés par le stress ? Quand ils n'ont pas le minimum d'heures de sommeil requis à leur âge et qu'on les bombarde de méthodologies visant à accélérer leur développement ? Quand on les entoure d'écrans émettant du contenu bruyant et rapide, ou quand on leur demande d'accomplir plusieurs activités en même temps ? Les êtres humains ont une grande capacité d'adaptation à leur environnement, mais notre nature a ses limites. Et quand on en repousse les limites, la nature ne pardonne pas : s'ensuivent parfois toutes sortes d'effets indésirables. Entre autres, il arrive que des enfants, par conditionnement, en viennent à s'habituer et même à s'attendre à des degrés élevés de stimulation, ce qui à la longue les rend inattentifs aux stimuli plus lents. La saturation des sens qui en résulte déclenche un cercle vicieux, qui se traduit comme suit :

1. La surstimulation remplace l'élan naturel des enfants, minant leur sens de l'émerveillement.

2. Après un bref moment d'euphorie, ils retrouvent leur calme, puis deviennent passifs, cessent de prendre des initiatives, s'ennuient, et laissent la paresse mentale prendre le dessus sur eux. Ils font preuve d'apathie, mais d'une apathie agitée, par accoutumance – ou plus exactement, par dépendance – à la surstimulation. Ils en veulent toujours plus ; la surstimulation les prédispose à vouloir vivre dans un environnement toujours plus stimulant.

3. Ils deviennent hyperactifs et nerveux, n'aiment pas rester immobiles et aiment attirer l'attention des adultes en enfreignant les règles. Ils sont avides de distractions et de sensations toujours plus intenses et inédites afin de soulager leur manque de surstimulation. Quand ils y parviennent, ils redeviennent plus calmes, tels des fumeurs anxieux retrouvant le réconfort d'une cigarette. Voilà pourquoi les enfants s'assagissent dès que nous allumons l'écran dans la voiture ou la salle d'attente ; et c'est pourquoi le nouveau-né surstimulé ne réussit à s'endormir que pendant les balades en voiture.

4. Le bruit de fond surstimulant auquel on accoutume les tout-petits va toujours crescendo, et le cercle vicieux se perpétue, avec une vigueur renouvelée… L'industrie des télécommunications et les médias offrent une réponse proportionnelle au besoin de stimulation des enfants ; cette réponse prend la forme de contenus toujours plus agressifs, choquants, rapides. Certaines séries télévisées qui faisaient partie de la culture générationnelle des parents sont aujourd'hui *remastérisées* et converties au format numérique afin de rejoindre les nouvelles générations : leur contenu en est du même coup accéléré. Les enfants sont témoins de violence explicite durant le journal télévisé et dans les jeux vidéo, et les histoires auxquelles on les expose à travers le cinéma ou la littérature regorgent de sang, de sexualité, de monstres, de vampires ou de romance, autant de thèmes qu'ils sont trop immatures pour comprendre.

5. Ces enfants surstimulés deviennent ensuite des enfants précoces ou des adolescents qui ont « tout vu, tout fait ». Ils sont saturés, et leur irrésistible désir d'apprendre est étouffé. Certains de ces jeunes ados, comme Emma, demanderont à leurs parents et enseignants s'ils peuvent les aider à se motiver. D'autres chercheront à se « divertir » par d'autres moyens : vandalisme, échange de sextos, (cyber) intimidation, beuveries excessives et fréquentes, consommation de pornographie ou de drogue, etc. Les autres personnes entraînées dans ces activités deviennent pour eux de simples instruments de divertissement.

«Les jeunes d'aujourd'hui ne sont plus comme ils étaient dans notre temps», font remarquer certains grands-parents. Et avec raison. De nos jours, si l'on veut déceler l'émerveillement chez les enfants, il faut le chercher chez des enfants de plus en plus jeunes. On constate ainsi que les enfants, et ensuite les adolescents, sont de plus en plus distraits et hyperactifs; qu'ils ont du mal à tisser des liens, à accepter l'autorité, à gérer leurs émotions; qu'ils ont un tempérament parfois violent et ingrat; et que leur principale source de motivation repose dans des artifices externes.

Il fut un temps où l'enfant de cinq ans pouvait s'émerveiller devant *L'Île aux enfants*. Aujourd'hui, l'enfant trouvera la vieille version de l'émission ennuyeuse. Et il en va de même pour *Caillou, Il était une fois…*, ou *Dora l'exploratrice*. Il fut un temps où il était normal d'avoir vu le film *E. T.* à l'âge de six ans, *SOS Fantômes* à douze ans, et *Poltergeist* à l'âge adulte. Aujourd'hui, la plupart des enfants de cinq ans ne cilleraient pas devant la terreur et le suspense de *Poltergeist*, s'ennuieraient devant *SOS Fantômes*, et ne toléreraient pas une minute le rythme lent de *E. T.* Au lieu de cela, ils sont habitués à regarder leur grand frère jouer à *Call of Duty* ou à *Grand Theft Auto*. La nature de l'enfant n'a pas changé : les enfants sont des enfants et le seront toujours. C'est l'environnement où ils évoluent qui a changé, qui les soumet à des stimuli qui les empêchent de prendre plaisir à un film plus lent. Ils consultent les prévisions météorologiques sur leur Smartphone avant de jeter ne serait-ce qu'un coup d'œil à la fenêtre. En fait, leur monde compte plus d'écrans que de fenêtres. Autrefois, l'environnement immédiat des enfants tendait à être réel et adapté à leur rythme, à leurs besoins. À présent, ce sont eux qui doivent s'adapter au rythme frénétique d'un environnement qui produit de plus en plus de stimuli : la télé, le Smartphone, les réseaux sociaux, les textos, les consoles de jeux, les activités parascolaires qui n'en finissent plus, les heures de sommeil qui rétrécissent, l'inscription de plus en plus hâtive à l'école, les jouets qui parlent, etc. Comme le soulignait Montessori :

Quand nous observons que l'enfant réagit en se détournant de ses parents pour se replier sur lui-même d'un air abattu, qu'il se décourage, se montre capricieux ou adopte tout autre comportement inattendu, il est rare que les adultes responsables de cet enfant concluent qu'il s'agit là d'un cri de la nature. Ce cri s'adresse à eux, en fait : l'enfant les invite à comprendre qu'ils ont peut-être voulu lui imposer quelque chose qui le répugne, ou qu'ils l'ont peut-être privé de quelque chose d'indispensable à son développement[9].

Quand l'éducateur voit l'enfant se rebeller de la sorte, il peut y répondre, sans le savoir, de façon que l'enfant entre dans un cercle vicieux qui aggrave la situation. Par exemple, il multiplie les réprimandes sans pour autant répondre aux besoins de base de l'enfant, ou choisit de ne pas respecter son rythme naturel, y compris ses cycles de repos, ou de charger son emploi du temps d'activités parascolaires ; ou il cède à tout et se plie au moindre caprice de l'enfant pour apaiser sa soif de stimuli, par exemple en mettant un DVD, en lui donnant une tablette numérique ou une « toupie antistress », ce qui relève encore de quelques crans le seuil de saturation sensorielle. De fait, le marché ne tarit pas de jouets censés calmer les enfants hyperactifs, comme l'infâme toupie antistress, tentative ratée d'aider les enfants distraits à focaliser leur attention. Mais comme on pouvait s'y attendre, aucune preuve[10] ne confirme les bienfaits de cette toupie, puisqu'elle constitue seulement un soulagement temporaire du manque chez des enfants rendus dépendants à ce qui bouge vite. Il ne faut pas confondre l'émerveillement avec la fascination passive. L'émerveillement est actif, anticipatoire et ouvert à la réalité. La fascination, à l'opposé, est passive et dépend de stimuli externes. Le fait est qu'il n'existe pas de formule magique qui redonnerait aux enfants leur capacité à prêter une attention soutenue ; c'est possible uniquement grâce à un retour à des rythmes plus lents, qui harmoniseront l'ordre intérieur chez ces enfants. Par conséquent, nul ne devrait s'étonner si les toupies antistress sont actuellement bannies de nombreuses salles de classe. Immanquablement, des dispositifs et des jouets de ce genre ne viennent qu'aggraver l'effet de spirale et rendent plus difficile la résolution des problèmes à leur source.

L'intensité de cet effet de spirale varie d'un enfant à l'autre selon la quantité de stimuli reçue et la durée de la situation de surstimulation, au cours de la journée et au fil des années. Quoi qu'il en soit, on comprendra qu'un enfant surstimulé exige des divertissements de plus en plus intenses – comme le fait Alex. On comprendra aussi que sa soif de savoir subisse une sorte d'atrophie, ce qu'Emma et ses enseignants appelleraient un « manque de motivation ».

Blaise Pascal disait que « tout le malheur des hommes vient d'une seule chose, qui est de ne savoir pas demeurer en repos dans une chambre ». Les enfants qui n'ont pas encore déclenché le cercle vicieux ou l'effet de spirale de la surstimulation seront naturellement curieux – et ce, indépendamment de leur potentiel intellectuel – si, en plus de ne pas leur fournir de réponses toutes faites, nous les avons laissés découvrir le monde qui les entoure à leur propre rythme par le biais d'activités spontanées. Ce seront des curieux, des découvreurs, des inventeurs, capables de questionner sans se sentir tenaillés par l'incertitude, de formuler des hypothèses et d'en vérifier la validité au moyen d'observations. Ils pourront calmement observer les plantes, les fleurs, les escargots et les papillons. Ils tendront un bout de papier devant les pinces du perce-oreille pour voir ce qui se passe. Ils joueront avec leur ombre, se demanderont pourquoi l'image reflétée dans le miroir les imite toujours, ou comment Mary Poppins a pu ressortir par la cheminée, défiant les lois de la gravité. Au parc, ou dans la cour arrière de la maison, ils s'inventeront des trésors à déterrer ; dans la forêt, ils imagineront des cabanes à construire dans les arbres. Toutes ces questions, ces aventures dérivent de l'émerveillement de nos petits philosophes ; et dès qu'elles trouvent un terreau fertile où prendre racine, elles sont le préambule à une réflexion encore plus profonde sur les lois et les mystères de notre monde.

Quand ces enfants capables d'émerveillement atteindront l'adolescence, le goût pour l'étude leur viendra plus naturellement puisque leur apprentissage sera mû par leur soif de savoir, et non par des motivations extérieures à eux. C'est donc cette soif de savoir qui les poussera à étudier, et non leur désir de simplement recueillir l'approbation ou d'améliorer leurs résultats scolaires. On le sait, l'adolescence a toujours revêtu certains traits particuliers que même l'émerveillement ne saurait « guérir »… parce que l'adolescence n'est pas une maladie, mais une étape distincte du développement, avec ses caractéristiques bien à elle. Toutefois, les ados dont le désir d'apprendre aura été respecté au cours de l'enfance trouveront plus naturel de lire des romans et de ressentir du plaisir à la lecture de longues et belles descriptions de lieux et de personnages. Ils seront plus enclins à se lancer dans la lecture d'auteurs comme Victor Hugo, Dante, Alexandre Dumas ou Dostoïevski.

4

L'APPROCHE MÉCANISTE

Dans le passé, l'homme venait en premier. À l'avenir,
c'est le système qui devra occuper la première place
[…] l'objectif principal de tout bon système doit
être de produire des hommes de premier ordre.
Frederick W. Taylor,
père de la théorie de l'organisation mécaniste
du travail

La simple idée qu'une chose cruelle puisse
être utile est en soi immorale.
Cicéron

L'approche mécaniste de l'éducation dans la petite
enfance consiste à jalonner l'enfance en étapes distinctes,
et à mettre en œuvre des méthodes ou des « trucs »

pour accélérer l'apprentissage et garantir que chaque enfant franchira rapidement chacune de ces étapes. Cette approche, qui est coupée de la réalité des besoins et des potentiels de chaque enfant, considère que ce dernier est une entité programmable, un produit normalisé – bref, un moyen de parvenir à une fin. Cette approche de l'éducation fixe des jalons en fonction d'une moyenne : c'est-à-dire qu'ils correspondent aux attentes qu'on se fait des enfants selon leur groupe d'âge, et qui sont prescrites par la courbe que décrit la moyenne des enfants en termes de connaissances ou de compétences pour ce groupe d'âge. Si un enfant s'éloigne de la courbe parce qu'il n'a pas commencé à marcher à quatre pattes à un âge donné, parce qu'il ne sait pas qu'une carotte est orange à deux ans, ou parce qu'il ne sait pas compter jusqu'à cent ou écrire son nom à l'âge de cinq ans, alors on sonne l'alarme et l'on prend des mesures pour redresser la situation. Un nombre croissant d'enfants s'endorment en classe parce que les activités parascolaires viennent surcharger leur emploi du temps. Et les enfants sont toujours plus nombreux à nécessiter un soutien psychologique. De plus en plus d'enfants, de plus en plus jeunes, sont traités pour des troubles d'apprentissage. Certains jeunes enfants doivent parfois redoubler une année scolaire. Par exemple, il est arrivé qu'une enseignante de maternelle suggère à une mère de faire reprendre une année d'école à sa fille de cinq ans parce que celle-ci trouvait difficile de lire et d'écrire. En France, la rentrée 2019 voit l'âge obligatoire d'entrée à l'école, auparavant fixé à six ans, abaissé à trois ans. Et le gouvernement du Québec a manifesté son intention de suivre cette tendance. Comment en sommes-nous arrivés à de telles mesures disproportionnées alors que, avant que le mythe des trois premières années de vie s'insinue dans les classes de nos jeunes enfants, les enfants avaient toujours appris à lire et à écrire à l'âge de six ou sept ans?

Entre imposer des jalons pour assurer la *normalité* des enfants – en se fiant à un diagramme en courbe – et s'acharner à créer le *super-enfant,* il n'y a qu'un pas à franchir. Et partant, n'importe quel enfant qui ne devient pas ce *super-enfant* a le potentiel d'être vu comme *anormal*: voilà où l'on se situe largement aujourd'hui. De plus en plus de parents bourrent la tête et l'emploi du temps de leur enfant d'activités scolaires et parascolaires afin d'accélérer son développement, ce qui a pour conséquence logique de déplacer la courbe – et tout ce qu'elle implique. Si nous jugions autrefois acceptable d'apprendre à lire, écrire et compter à l'âge de six ou sept ans, certains prônent dorénavant qu'on le fasse dès trois ou quatre ans.

En ce sens, l'obsession de l'utilité et de la productivité en éducation nous fait souvent négliger l'importance d'autres dimensions de l'éducation, comme l'art, par exemple, parce qu'on n'en voit pas l'utilité.

— À quoi te sert, Socrate, d'apprendre à jouer de la lyre puisque tu vas mourir?
— À jouer de la lyre avant de mourir.

Le critère utilitaire peut être un piège qui nous rend aveugles à ce qui a réellement de la valeur.

En définitive, les méthodes mécanistes ont longtemps triomphé parce qu'elles étaient utiles – et il est rare qu'on remette en cause ce qui est utile… jusqu'à ce que cela cesse de l'être, bien entendu. Mais nous vivons aujourd'hui un moment charnière, celui de notre désillusion devant ce type d'approche de l'éducation. Nous avons pu constater que l'usage de punitions et de récompenses externes pour atteindre des objectifs à courte vue n'avait rien, ou si peu, à voir avec le fait d'éduquer. Il serait aussi peut-être temps de remettre en question cette obsession de multiplier les apprentissages structurés de l'enfant à un âge de plus en plus précoce.

5

ÉDUQUER OU INCULQUER ?

La tâche de l'éducateur moderne n'est pas d'abattre des jungles, mais d'irriguer des déserts.
C. S. Lewis

Devant des pertes de contrôle comme celle du petit Alex ou un manque de motivation d'élèves comme Emma, certains pédagogues parlent du besoin de revenir à la pratique d'*inculquer* aux enfants de bonnes habitudes et la valeur de l'effort. Nous en avons abordé l'un des symptômes mais devons, pour appliquer le remède adéquat, établir un diagnostic fondé sur la cause principale de cet enchaînement de problèmes. Les enfants sont de plus en plus apathiques, ingrats ; ils attendent de nous que nous les divertissions, les *motivions*, parce que nous les avons habitués à avoir tout cuit dans le bec, et avons court-circuité leur processus naturel de découverte du monde

– leur sens de l'émerveillement. Clairement, *inculquer* n'apparaît pas comme un moyen approprié de renouer avec l'émerveillement, puisque cela sous-entend une action venue de l'extérieur et exercée sur le sujet, plutôt qu'une tentative de raviver une faculté innée.

Si l'on s'attarde à l'étymologie du mot *inculquer*, nous trouvons les racines latines *inculcare* : de *in-*, qui signifie « vers l'intérieur », et *calcis*, qui signifie « talon ». À l'origine, le verbe avait le sens de « marteler avec force un objet dans un autre à l'aide du talon ». D'où sa définition actuelle d'instiller de force une idée ou un concept dans l'esprit d'une personne sans l'inviter à le comprendre ou à l'accepter – ou, afin de renforcer cette idée ou ce concept, enseigner avec insistance ou imposer sa propre opinion arbitraire.

Inculquer implique qu'on impose une mesure externe et étrangère à un sujet passif. Il s'agit d'une technique mécaniste qui n'entraîne pas de résultats durables puisque son sujet n'a pas l'occasion de s'approprier ce qu'on lui présente. Inculquer, c'est effacer l'enfant, c'est le remplacer par une empreinte externe.

La racine étymologique du verbe *éduquer* renvoie à un sens diamétralement opposé. *Ex* et *ducere* signifient : « accompagner, faire ressortir le meilleur en chaque personne, depuis l'intérieur. » Cette approche se fie à l'enfant comme étant le détenteur, en lui-même, du désir de savoir, et non son récepteur.

Comment différencier le point de vue de l'éducateur de celui de l'inculcateur ? Le paradigme de l'éducateur est celui de la *réception*, tandis que celui de l'inculcateur est celui de l'*imposition*. L'éducateur accepte l'enfant tel qu'il est et l'accompagne vers l'atteinte de la perfection dont sa nature est capable, le nourrissant d'occasions de se perfectionner par lui-même, et protégeant son regard de ce qui n'est pas convenable pour lui. Prendre l'enfant pour ce qu'il est, c'est prendre les moyens d'éviter de projeter sur lui les difficultés et la complexité du monde adulte. Nous aurons parfois tendance à lui attribuer toutes sortes d'intentions mesquines qu'il ne pourrait pas nourrir ni même comprendre, étant donné son âge. Les jeunes enfants sont innocents, incapables de pensées malveillantes ou d'intentions tordues.

Accepter les autres tels qu'ils sont nous rend plus humains. Accepter les enfants tels qu'ils sont nous fait voir qu'ils sont les protagonistes de leur propre histoire, qu'ils ont certains besoins fondamentaux et certains rythmes qui ne sont pas les nôtres.

À l'opposé, l'*inculcateur* agit dans son propre intérêt et non dans celui de l'enfant ; il veut faire coïncider la façon d'être de l'enfant avec la sienne. Si l'on n'accepte pas l'autre tel qu'il est avant de lui apporter quoi que ce soit, notre apport est imposé, car il sert avant tout notre intérêt. Cette imposition met l'autre personne sous pression. « Je vais te donner ceci, mais en retour, tu dois produire tel résultat ou adopter tel comportement pour me plaire. » Combien de fois avons-nous entendu dire (nous-mêmes avons peut-être tendance à utiliser l'expression sans y penser) : « C'est pour ton propre bien » ? Et la réponse de l'enfant, s'il pouvait prendre pleinement conscience de la situation et s'il pouvait se prononcer, serait sans aucun doute : « Qu'est-ce que tu aimes le plus ? Moi, ou "mon propre bien" ? Aime-moi d'abord, et accepte-moi comme je suis. Ensuite, tu aimeras naturellement ce qui est bon pour moi, tu me guideras, me donneras l'occasion de devenir meilleur, m'entoureras de ce qui convient à ma nature, et me protégeras de ce qui pourrait m'affecter. » L'éducation n'a qu'une fin : l'enfant, et non pas ce que nous aspirons à faire de lui.

Inculquer nos idées à une autre personne n'est pas la même chose qu'éduquer. Les citoyens à qui l'on a beaucoup inculqué ont tendance à dépendre des sanctions et des impositions contenues dans les lois et les codes d'éthique, car ils n'ont pas appris à se conformer de leur propre chef, mais plutôt parce qu'on leur a toujours dit exactement ce qu'il fallait faire ou ne pas faire. Ils vivent à coup d'*encouragements*, parce qu'ils sont conditionnés à recevoir une récompense à leurs comportements conformes.

Le monde est en pleine croisade pour la liberté, mais jamais on n'a vu autant de personnes dont la vie est « contrôlée à distance » par les effets de mode. Or, sans bon vouloir, point de liberté. Et le vouloir authentique est un élan de l'intérieur. Il est révélateur de constater que la littérature sur le thème de la motivation est plus présente que jamais à notre époque, tant dans le domaine des affaires que dans celui du développement personnel. Quand on tue l'émerveillement, les gens passent toute leur vie à lui rechercher des substituts externes. Dans le monde des affaires, les chefs d'entreprises embauchent des consultants pour faire enquête sur ce qui motive ou démotive les employés. Ils engagent des coachs afin de mettre en place des techniques de motivation du personnel pour accroître leurs profits. En tant que parents, nous recherchons les formules faciles pour endormir les enfants, les faire manger, les rendre obéissants, et s'assurer qu'ils se « comportent bien ». Sur le plan personnel, nous lisons des ouvrages de psychologic populaire, plaçant notre foi en eux ainsi qu'en une panoplie de philosophies, nous efforçant ainsi d'exalter et de renforcer notre volonté. Au lieu de vivre dans un mouvement partant de l'intérieur vers l'extérieur, nous vivons la vie à partir de « trucs » venant de l'extérieur. Nous penchons pour les panacées : le titre d'à peu près tous les livres de développement personnel se termine par « … en dix étapes faciles ». Nous n'avons souvent pas le temps de creuser plus loin, et préférons en quelque sorte nous faire nourrir à la petite cuiller.

Plongeons au fond du problème. Ce que l'on doit modifier, si l'on veut transformer la culture du strict minimum, ce ne sont pas les enfants, ni les adolescents, mais notre approche à l'égard de leur éducation. Il faut cesser d'*inculquer* et commencer à *faire ressortir le meilleur d'eux-mêmes*. Einstein a dit : « On ne résout pas un problème avec les modes de pensée qui l'ont engendré. » Si les enfants ne font plus d'effort parce que leur perte de l'émerveillement a réprimé ou effacé leur soif de savoir, il faut les aider à recouvrer cette faculté. Il faut aménager des environnements, en milieu préscolaire comme à la maison, qui soient favorables à l'émerveillement. Comment ? En respectant la sensibilité des enfants, leurs gestes spontanés, la curiosité innée qui les pousse à la découverte, leurs rythmes naturels, les étapes de leur croissance ; il faut encourager le jeu et la découverte, le mystère, la nature, le rituel, le silence ; et il faut les entourer de beauté.

La prochaine section du livre explorera plus en profondeur chacune de ces idées.

DEUXIÈME PARTIE

COMMENT PRÉSERVER LA SOIF NATURELLE D'APPRENDRE ?

6

L'APPRENTISSAGE PAR LA DÉCOUVERTE GUIDÉE

Pendant la première année d'un enfant, nous passons notre temps à lui apprendre à parler et à marcher. Pendant le restant de sa vie, nous passons notre temps à lui dire de se taire et de s'asseoir. Quelque chose ne tourne pas rond dans cette histoire.
Neil deGrasse Tyson

La discipline fondée sur la liberté doit nécessairement être active. On ne peut pas dire qu'un individu soit discipliné parce qu'on l'a rendu artificiellement immobile comme un paralytique et silencieux comme un mort. Celui-là est un être annihilé mais non pas discipliné.
Maria Montessori

L'émerveillement, c'est le désir de savoir. Mais ne doit-on pas, pour apprendre, se plier à un minimum de structure ? À quoi bon découvrir dans le chaos ? Qu'en est-il de la discipline ?

D'un côté, l'activité spontanée ou la découverte, et de l'autre, la discipline ou la guidance : ces deux concepts peuvent paraître contradictoires, mais ne le sont pourtant pas. Pablo Picasso a dit : « L'inspiration existe, mais elle doit te trouver au travail. » Et Einstein, qui ne manquait jamais d'humour, a proposé la formule suivante pour trouver la réussite :

$$A \ (réussite) = X \ (travail) + Y \ (jeu) + Z \ (savoir \ se \ taire)$$

Si l'on ne s'adonne pas à son travail dans l'état de liberté intérieure qui caractérise une attitude de jeu, on dépendra toujours de stimuli externes – punitions et récompenses –, et il sera difficile de réussir quoi que ce soit de réellement significatif pour soi-même. Ici, le « jeu » ne renvoie pas à ce *divertissement passif* de celui qui s'assoit dans une salle de cinéma ou allume le téléviseur « pour voir s'il passe quelque chose de bon », ou de l'enfant qui, allongé sur le canapé, s'en remet à sa PlayStation comme premier et dernier recours contre l'ennui. Par *jeu*, on entend le fait d'avoir du plaisir à réaliser une tâche parce qu'on le fait avec cœur, avec imagination, avec créativité ; c'est alors qu'on l'intériorise, qu'on la fait sienne. Cet esprit ludique est parfaitement compatible avec l'effort, parce qu'il pousse à l'action, non pas à la passivité. Comme pour cet enfant qui reste des heures entières en silence, concentré sur le château de sable, d'eau et de petits cailloux qu'il bâtit sur la plage, ou celui qui tend des draps entre les meubles du salon et s'imagine construire un fort, ou encore celui qui cueille minutieusement des myrtilles à quatre pattes et qui en oublie la douleur de ses genoux éraflés.

Le même philosophe qui a associé l'émerveillement à l'apprentissage, Thomas d'Aquin, a distingué deux façons d'acquérir des connaissances : 1) par *l'invention ou la découverte*, et 2) par *la discipline et l'apprentissage*[1], où une tierce personne guide le raisonnement de l'apprenant.

Selon lui, la découverte serait, des deux voies, la plus « parfaite[2] ». De fait, l'apprentissage, qu'il soit guidé ou non, comporte toujours une part de découverte. En effet, l'apprenant participe à ce qu'on lui transmet, s'y engage – parce que tout apprentissage implique une synthèse des connaissances antérieures et de la nouvelle matière à l'étude. Comme le disait Thomas d'Aquin, « tout apprentissage repose sur des savoirs préexistants[3] ». Par conséquent, il s'agit pour l'enfant de s'exercer à imbriquer ses nouveaux apprentissages dans l'édifice de ses connaissances antérieures. Personne ne peut accomplir ce travail de *découverte* ou d'*assimilation* à sa place, peu importe la qualité de l'enseignant. Un enseignant peut guider l'apprenant en cours de route, mais ne peut prendre la place du désir de savoir naturel de l'enfant.

Montessori et la neuroscience moderne suggèrent que nous ne dépendons pas exclusivement de l'expérience, mais que nous sommes *dans l'expectative* à son égard. Les enfants sont naturellement enclins à acquérir des connaissances et à leur donner un sens personnel, notamment en assimilant la nouveauté à ce qu'ils savent déjà. Non seulement nous sous-estimons chez eux cette faculté, mais nous la négligeons et nous l'annulons quand nous les bombardons continuellement de stimuli externes et lorsque nous leur donnons des réponses « prémâchées ».

Or, découverte et discipline ne s'opposent pas : elles sont plutôt complémentaires. D'un côté, il s'agit d'accompagner l'enfant, qui demeure acteur de son propre apprentissage, et de réunir les conditions favorables à sa découverte spontanée. Nul besoin, *a priori*, de motiver l'enfant ou de lui offrir des choses épatantes pour qu'il agisse de telle ou telle manière. Mais d'un autre côté, il convient de structurer la transmission de savoirs en exerçant une guidance, et en tenant compte des connaissances déjà acquises par l'enfant et de sa motivation. Tout au long de la petite enfance, le degré de structure doit demeurer minimal et servir à favoriser l'invention et la découverte à travers le geste spontané, le jeu. C'est faisable au moyen d'un aménagement consciencieux de l'environnement et des ressources d'apprentissage. Cette approche considère le rôle de l'éducateur de la petite enfance non pas comme celui d'un instructeur, mais comme celui d'un facilitateur, qui travaille avec discrétion et humilité. Comme l'a écrit Romano Guardini : « La mission de l'éducateur est de permettre à l'enfant de trouver sa propre façon d'être, et de l'habituer à agir de son propre chef. »

Plus tard, vers l'âge de six ou sept ans, la structure et la discipline auront logiquement de plus en plus de poids dans l'apprentissage de l'enfant. Mais si ce dernier conserve son élan intérieur, s'il est habitué à une découverte spontanée de son monde, la structure d'un enseignement direct ne viendra pas contraindre l'émerveillement : au lieu de cela, elle apportera les conditions qui lui sont propices. Par exemple, un adolescent s'émerveillera devant la beauté d'un théorème s'il maîtrise déjà certaines connaissances en mathématiques. L'émerveillement n'est pas incompatible avec la transmission de savoirs – en effet, l'émerveillement est *un désir de savoir*. D'une part, la réalité est l'instrument de mesure du savoir ; d'autre part, l'émerveillement jaillit au contact de la beauté du monde réel – une idée que nous explorerons plus en profondeur au chapitre 16.

Ce serait faire erreur que de sortir la *découverte spontanée* de son contexte pour conclure qu'on ne devrait imposer aucune limite à l'enfant. Montessori disait que l'indiscipline, loin d'être liberté, était désordre. Et elle a bien résumé la situation en disant que les enfants dans ses écoles ne font pas tout ce qu'ils veulent, mais veulent faire tout ce qu'ils font. La première limite évidente à tout apprentissage, c'est le monde réel : le réel ne se construit pas, il se découvre. Nous convenons, de concert avec les socioconstructivistes, du fait que notre compréhension de la réalité se développe par le biais de nos interactions sociales et à la lumière de nos savoirs accumulés. Mais ni l'enfant ni l'enseignant ne peuvent créer la réalité, ontologiquement parlant. Comme l'explique Thomas d'Aquin : « Celui qui enseigne ne cause pas la vérité, mais il cause la connaissance de la vérité en celui qui apprend. En effet, les propositions qui sont enseignées sont vraies avant même qu'on ne les sache, car la vérité ne dépend pas de notre science, mais de l'existence des réalités[4]. » Autrement dit, la réalité ne dépend pas de notre faculté de la connaître, ni de ce qu'un enseignant en fasse l'explication.

Une bonne façon de marier la discipline à l'invention est d'avoir recours à la *découverte guidée*, qui aura lieu dans un *environnement préparé*, comme l'a suggéré Montessori. La structure est alors minimale : l'espace où se trouvent les enfants, le matériel qu'on met à leur disposition, quelques normes d'usage en ce qui a trait au matériel (pour des raisons d'ordre et pour faciliter les interactions) et la présence d'un guide bien préparé à les accompagner. Ce genre d'environnement laisse libre cours à la découverte spontanée des enfants.

Il importe de choisir des jouets qui, autant que possible, n'ont ni piles ni boutons. L'élan naturel de l'enfant doit suffire à les animer. Ce n'est pas au jouet de fonctionner de façon autonome devant le regard passif de l'enfant, mais à l'enfant de le mettre en action dans ses jeux. Il faut donner aux enfants de l'espace pour imaginer, sans que tout leur soit mis tout cuit dans le bec. Contrairement aux arguments en faveur du modèle mécaniste, il est bénéfique pour l'enfant que ses questions demeurent quelquefois sans réponse : « Et toi, qu'en penses-tu ? »

L'invention par le jeu revêt une importance toute particulière dans le bon développement des enfants et pour leur apprentissage. Les règles, les méthodes et les ressources éducatives peuvent servir de support, mais ne doivent jamais représenter une fin en soi. Le jeu est l'activité par excellence par laquelle apprennent les jeunes enfants, mus par leur émerveillement. En fait, des études confirment que disposer de périodes moins structurées aide les enfants à développer les fonctions exécutives qui sont la clé de l'apprentissage[5] : notamment, la résolution de problèmes, la créativité[6], la capacité de porter une attention soutenue[7], et une meilleure maîtrise de l'impulsivité[8]. Un article publié dans la *Harvard Educational Review* soutient que le développement intellectuel de l'enfant découle en premier lieu de sa curiosité, un mécanisme qui nourrit l'apprentissage[9]. Le jeu est un contexte idéal pour permettre aux enfants de lâcher la bride à leur curiosité.

Une étude de 2011 a établi que la créativité des enfants de moins de trois ans avait décliné de façon considérable au cours des vingt dernières années[10]. On parle souvent d'une crise de la créativité au sein du système d'éducation et, plus globalement, de la société. Mihály Csíkszentmihályi, un expert en matière de créativité, affirme que le fait de prendre plaisir à une tâche et de laisser libre cours à sa créativité nous positionne avantageusement à mi-chemin entre l'ennui et l'anxiété[11]. L'anxiété survient lorsque la tâche est trop difficile relativement au degré de compétence de la personne qui s'y adonne. L'individu se sent incapable et frustré, ce qui atrophie sa capacité d'apprentissage. L'ennui, par contraste, survient quand la tâche est trop facile par rapport au degré de compétence de la personne qui l'accomplit : en l'absence de défi, on perd toute motivation. C'est ce qui explique que 40 % des grands penseurs créatifs, Einstein entre autres, étaient de piètres élèves[12]. Et c'est aussi la raison pour laquelle, par exemple, les enfants grimpent sur les toboggans au lieu de les descendre. Ce n'est pas qu'ils sont indisciplinés, c'est qu'ils recherchent des défis qui s'ajustent à leurs capacités.

En somme, les activités trop structurées, ou qui priorisent la discipline au détriment de l'inventivité et de la découverte, confinent les tout-petits à l'un de ces deux états : l'ennui ou l'anxiété. Par ailleurs, l'amusement ou le divertissement passifs – les films, les jeux vidéo, l'ordinateur, les Smartphones, les tablettes, etc. –, bien que prétendument conçus à des fins éducatives, rendent les enfants plus passifs, plus distraits. C'est qu'ils font d'eux des prisonniers de l'immédiat, exigent peu d'effort mental, rendant l'esprit paresseux à force de ne plus penser[13]. C'est pourquoi nous remarquons que de plus en plus d'enfants s'ennuient, et ce, à partir d'un âge de plus en plus précoce.

L'antithèse de ce phénomène, c'est la découverte guidée : l'enfant recherche naturellement l'équilibre entre ennui et anxiété. Sa soif naturelle de connaissance le pousse à rechercher des défis à la hauteur de ses compétences, afin de mieux comprendre ce qui l'entoure et de cultiver son esprit créatif. Nous devons nous convaincre de ceci : le jeu n'est pas une perte de temps.

Si nous voulons comprendre où se situent nos enfants à cet égard, il est possible de réaliser le « test de l'ennui ». Les vacances, les jours fériés et les week-ends sont des occasions idéales d'observer nos enfants dans un *environnement préparé,* où ils s'adonneront à des activités moins structurées et ne seront pas surstimulés de l'extérieur. Il suffit de les laisser jouer librement durant quelques heures avec leurs frères et sœurs, leurs amis, sans jouets, sans cartes de collection, sans écran, sans bicyclette, dans des espaces ouverts et en nature, pour voir comment ils s'occupent. S'amusent-ils tranquillement tout seuls en s'inventant des jeux, ou ressentent-ils de l'ennui, de l'anxiété, et deviennent-ils hyperactifs ? Il n'est pas normal qu'un enfant de trois à six ans, dont la créativité est infinie, s'ennuie. S'il s'ennuie pendant un jour de congé, tout indique que le reste de l'année, on l'a conditionné à un rythme de vie frénétique, à une atmosphère exagérément structurée, ou à une stimulation artificielle ininterrompue. Si nos enfants ont passé le « test de l'ennui » dans un contexte de plein air, nous pouvons répéter l'expérience dans la salle d'attente du bureau du dentiste ou du médecin.

Une découverte non guidée peut conduire au chaos, mais la guidance ou la discipline sans découverte mènent assurément à l'accomplissement de la prophétie de Carl G. Jung : « Nous naissons originaux ; nous mourrons copies. » L'enfant fera simplement ce qu'on lui dit de faire ; pas plus, pas moins. Il apprendra à appuyer sur des boutons plutôt qu'à imaginer de nouvelles façons de résoudre des problèmes. Et si personne ne lui dit ce qu'il doit faire, il se tournera vers l'élève assis à côté de lui pour l'imiter, car il ne souhaitera ni se faire remarquer, ni assumer la responsabilité de ses décisions. Presque à tout coup, les lacunes d'inventivité et de découverte aboutissent à une réticence à se responsabiliser, et créent une attitude conformiste.

7

LE DÉSIR

L'abondance, même de bonnes choses,
fait qu'on les apprécie moins.
Miguel de Cervantes

Le moyen le plus direct et le plus efficace d'étouffer l'émerveillement chez un enfant, c'est de lui donner tout ce qu'il veut avant même qu'il ait eu le temps de le désirer. Si l'on n'impose aucune limite à l'enfant ou qu'on lui permet un rythme de consommation effréné, on détruit son sens de l'émerveillement puisqu'il croira que tout lui est dû. Il s'agit là d'une attitude contraire à l'émerveillement, qui ne tient rien pour acquis. L'enfant pensera que les choses et les personnes se comportent nécessairement comme il l'entend.

Tout ce qui a de la valeur met du temps à se développer. Une grossesse, une citrouille, un papillon, une amitié, l'amour… C'est en y mettant le temps, en espérant qu'elles arrivent à point, qu'on reconnaît l'effort que ces choses requièrent et qu'on les apprécie pour ce qu'elles sont. On peut alors s'émerveiller de leur existence même.

Nous avons tous déjà participé à une fête d'anniversaire où le jeune hôte, que ce soit notre enfant ou celui d'un autre, déballait ses cadeaux machinalement, dans une quasi-indifférence. C'est que devant une telle abondance de cadeaux, l'enfant perd tout intérêt à leur égard… et c'est le début d'une spirale infernale vers une surconsommation sans fond. Il faudra ainsi déployer de plus en plus d'efforts pour épater l'enfant, avec des cadeaux toujours plus sophistiqués et, bien sûr, toujours plus coûteux.

Ce genre d'excès vient saturer les sens et ne permet pas à l'enfant de désirer quoi que ce soit. Un enfant qui a tout sans même avoir pu le désirer est blasé, perd tout intérêt pour ce qui lui est offert et nous oblige à le divertir de l'extérieur, par une panoplie de stimuli artificiels. Il devient accro à des films au rythme rapide, au Smartphone, aux vidéos sur YouTube, aux jeux vidéo violents, et ainsi de suite. Aussitôt qu'il en a fini d'une chose, il cherche à se divertir autrement, par exemple en transgressant les règles afin de défier les figures d'autorité – que ce soit à l'école, à la maison ou ailleurs. Pas étonnant qu'un nombre croissant d'enfants se prêtent au «jeu» de la rébellion à un âge de plus en plus précoce.

Il m'est arrivé d'avoir un entretien avec une enseignante de maternelle qui accordait beaucoup d'importance à l'émerveillement dans sa classe. Je lui ai demandé si elle avait constaté une perte d'émerveillement chez les enfants. Elle a tout de suite compris où je voulais en venir et m'a donné cette réponse :

Absolument. Et j'en vois les répercussions en ce qui a trait à l'apprentissage. Pour les enfants, impossible d'apprendre s'ils ne s'émerveillent pas. Et sans l'émerveillement, les enseignants doivent jouer de plus en plus à « faire le clown » pour s'assurer que les élèves restent attentifs. L'autre jour, par exemple, c'était une journée spéciale à l'école, et nous les avons emmenés se promener dans la nature, tout près, pour pique-niquer. Nous voulions profiter de cette occasion et de l'endroit pour étudier quelques notions. Je voulais les calmer, parce que je les trouvais très agités. Mais ça ne les intéressait pas du tout ! C'était comme si nous étions restés en classe. Pour eux, le contexte ne faisait aucune espèce de différence. Ça prouve combien c'est difficile pour nous de leur transmettre des connaissances, parce qu'ils sont complètement imperméables. Et les enfants recherchent de nouvelles sensations parce que les choses du quotidien n'ont plus d'intérêt pour eux. Comme ils n'éprouvent pas de grandes émotions au contact des choses ordinaires, ils pensent les trouver en transgressant les règles. Ils s'aventurent à l'extérieur de la cour d'école, brisent du matériel, lancent de la nourriture à travers la cantine, refusent d'obéir en classe, insultent les stagiaires, etc. Ça m'inquiète beaucoup, parce que si la tendance se maintient, ils feront peut-être bien pire à l'adolescence…

« J'ai quarante ans et j'obéis *encore* à mes parents, mais mes enfants, eux, ne m'obéissent jamais ! », se plaint une mère aux prises avec les mille et un caprices de ses enfants. Que s'est-il passé pour que nous en venions à sacrifier notre vie afin de combler les goûts onéreux de nos enfants et leur besoin capricieux de s'amuser ? Il ne faut pas se le cacher : bien des parents se plient aux caprices de leur progéniture en réponse à la pression culturelle, très forte de nos jours, de créer des « enfants-trophées ». « Pauvre toi, on te fait porter les vieux vêtements de ton grand frère ! Pauvre toi, toute l'école va te voir arriver avec ton sac à dos démodé ! Pauvre toi, t'es obligé de porter les mêmes baskets jusqu'à la fin de l'année scolaire ! Pauvre toi, t'as pas les cartes *Star Wars* que tout le monde collectionne ! Pauvre toi... » Nous ferions tout pour que nos enfants ne paraissent jamais plus démunis que les autres. Ce désir est légitime : nous les aimons et nous voulons leur offrir ce qu'il y a de meilleur. Cependant, nous oublions souvent que nos enfants ont besoin de notre amour, dont les véritables baromètres sont notre temps et notre attention inconditionnelle ; ils n'ont pas besoin du dernier modèle d'iPhone. Les pressions sociale et commerciale sont fortes, elles peuvent nous faire perdre le nord et faire en sorte que notre enfant devienne peu à peu, sans que nous nous en rendions compte, une espèce de trophée, comme le décrit Carl Honoré :

Des pères célèbres comme David Beckham ou Brad Pitt affichent leurs enfants comme des accessoires de mode, et une grossesse, autrefois considérée comme suicidaire pour la carrière d'une actrice, est désormais le moyen le plus rapide de faire la une des magazines *people*, avec des paparazzi qui vendraient leur mère pour capturer l'image du dernier bébé à la mode. Dans plusieurs pays, les statistiques suggèrent que les gens les plus nantis ont commencé à fonder des familles nombreuses. Les enfants sont désormais le symbole d'une position sociale, un hommage ultime à la culture [matérialiste]. Oubliée la femme-trophée, voici l'ère de l'enfant-trophée[1].

Et de l'enfant-trophée à l'enfant-tyran, il n'y a qu'un pas à franchir. Du point de vue des parents de l'enfant-trophée, ce dernier est tellement parfait qu'on ne peut tout simplement pas le corriger. S'ils veulent que cet enfant ait toujours l'air « gentil » en public, ils doivent toujours se plier à son bon plaisir. « Maman, donne-moi ça tout de suite, sinon je vais piquer une crise que t'es pas près d'oublier ! » : c'est le genre de menace que le parent d'un enfant-trophée appréhende lors d'une activité sociale. On ferait n'importe quoi pour éviter ce genre de situation embarrassante. Ainsi, on achète la paix en nourrissant nos enfants de pizzas et de chips au lieu de repas bien équilibrés, ou l'on s'abstient d'exiger quoi que ce soit pour minimiser le fait qu'on a peut-être peu d'autorité sur eux. On se donne bonne conscience en consacrant de longues heures à acheter tout l'arsenal qui suffira à les garder présentables et, en apparence, bien élevés.

Il est de plus en plus courant de croiser dans la rue des enfants qui, par leurs cris, ne font que réclamer en vain qu'on leur impose des limites. Des enfants à qui personne n'a jamais dit *non* jusqu'au bout, sans céder. Ces enfants connaissent les règles et savent s'y plier en vue d'obtenir ce qu'ils veulent au bout du compte. Dans le meilleur des cas, ils disent « s'il vous plaît » et « merci » parce qu'ils sont conscients que ce sont les *mots magiques*, mais au fond, n'ont aucune gratitude parce qu'on a laissé éclore en eux le germe du cynisme. Ces enfants se débattent, crient, cassent tout, courent sans regarder où ils vont, choisissent leurs propres vêtements au magasin comme dans leur garde-robe, se plaignent constamment de ce qu'on a mis dans leur assiette, dévorent tout un sac de chips en trente secondes, déballent leurs cadeaux d'anniversaire d'un air blasé, répondent aux adultes de façon malpolie, n'établissent pas de contact visuel, à moins que ce soit par défi… Tout cela, sans jamais en subir les conséquences, et sous le regard passif de parents qui ont jeté l'éponge. Des enfants-rois, petits tyrans, despotes en herbe.

Comment contrecarrer cette tendance ? Plusieurs variables entrent en jeu, mais essentiellement, il faut préconiser *l'émerveillement* : moins d'objets coûteux et davantage de simplicité, moins de Smartphones et davantage de temps en famille, moins de jeux vidéo et davantage de randonnées à vélo ou en ski de fond, moins de récompenses matérielles et davantage de démonstrations d'affection, moins d'émissions de télé et davantage de promenades en montagne à observer la nature, moins d'écouteurs et davantage d'heures de silence. L'enfant doit comprendre qu'il faut du temps et des efforts pour obtenir ce qui a de la valeur et est bon pour lui. Et nous, parents, devons apprendre à faire la différence entre ce que demande l'enfant et ce que demande sa nature profonde : les deux ne sont pas toujours synonymes. Et par-dessus tout, nous devons apprendre à dire non jusqu'au bout… sans céder.

Respecter l'enfant dans ses élans de découverte, tout en l'encadrant par des règles, ce n'est pas contradictoire en soi. Au contraire, nous avons vu que la discipline et la découverte se complétaient l'une l'autre dans un « environnement préparé », tel que l'appelait Montessori. Cet environnement est favorable à la découverte, mais à l'intérieur de certaines limites clairement établies au préalable. Il est vrai que le jeu favori des enfants consiste parfois à tester nos limites, mais il est préférable de ne pas jouer à ce jeu-là. Par exemple, comment empêcher le petit d'enlever le chapeau que nous lui avons mis pour le protéger du soleil ? En lui disant que nous allons au parc avec un chapeau pour le protéger du soleil. Il l'enlève ? On le lui remet. Et que faire s'il l'enlève de nouveau ? Il faut le lui remettre. Et s'il l'enlève une fois de plus ? On le lui remet encore. Jusqu'à ce qu'il cesse d'essayer de l'enlever. Et si l'enfant est assez grand pour entrevoir les conséquences de ses actes, on peut retourner à la maison en expliquant : « Tant pis, ma puce, mais on ne pourra pas aller au parc si tu refuses de porter un chapeau, parce que le soleil est brûlant aujourd'hui et je veux pas que tu attrapes un coup de soleil. Peut-être un autre jour… C'est vraiment dommage ! » Ainsi, l'enfant comprend peu à peu les conséquences naturelles de ses actes. Il est préférable que l'enfant s'amuse à l'intérieur du cadre que nous avons déjà établi, que de le voir tester la solidité de ce cadre.

Toutefois, il faut comprendre un détail important : les bébés ne jouent pas de tours. Si le parent s'imagine que son bambin essaie de le mener par le bout du nez, il entre dans un cercle vicieux de méfiance et de suspicion, où le bébé se sentira de plus en plus négligé et croira nécessaire de redoubler d'efforts pour obtenir l'attention. En fait, *avant l'âge de deux ans*, l'enfant n'a pas encore la capacité d'obéir, et il est préférable d'éloigner de sa portée tout objet dangereux plutôt que d'attirer son attention sur celui-ci en le corrigeant chaque fois qu'il y touche. Quand un enfant de cet âge pleure ou se plaint, c'est pour attirer notre attention sur lui afin que nous l'aidions à répondre à ses besoins physiologiques ou affectifs de base. Il est important d'aider le bébé à réguler ses habitudes de vie (sommeil, alimentation, hygiène, etc.), mais jamais au prix d'ignorer son besoin d'affection ou de soin, ou de tomber dans un béhaviorisme qui le réduirait à un simple sujet passif, « programmable » à l'aide de stimuli externes (punitions et récompenses).

Dès l'âge de deux ans environ, quand l'enfant a pu établir des liens avec sa principale figure d'attachement*, l'enfant développe graduellement la capacité d'obéir parce qu'il a appris à avoir pleinement confiance en la personne qui s'en occupe ; c'est à ce moment que nous devons l'aider à découvrir les conséquences de ses actes. Il doit commencer à comprendre une des plus importantes lois de l'Univers : au bout du compte, chaque personne est libre de faire ses propres choix, mais elle n'est jamais libérée des conséquences que peuvent avoir ses choix. Le monde ne tourne pas nécessairement comme on voudrait qu'il le fasse. Par exemple, si l'enfant se met en colère, ce qui arrive fréquemment vers l'âge de deux ans, c'est justement parce qu'il se sent frustré devant cette loi universelle. « Le monde ne tourne pas comme je veux, donc je vais piquer une crise jusqu'à ce que les choses se passent à ma façon. » Si nous nous

---

* Parent ou personne qui prend soin de l'enfant de façon régulière et répond à ses besoins de base, selon la théorie de l'attachement.

plions à sa volonté, nous alimentons chez lui de faux espoirs. Si nous ne cédons pas, nous affirmons clairement que tout acte entraîne des conséquences et que la réalité ne se comporte pas en fonction des moindres désirs de l'enfant. De cette façon, nous l'aidons à voir les choses dans leur contexte global, à reprendre contact avec la réalité et à en accepter les limites. Plus l'enfant le comprend tôt, moins il nous fera subir de crises, et moins il se sentira frustré quand viendra le moment d'interagir en société. Le monde est régi par des règles. Le soleil chauffe, et sans protection, on risque d'être brûlé, qu'on le veuille ou non. Chaque famille a ses propres règles et façons de faire. Si l'enfant veut aller au parc par une journée ensoleillée et que son parent décide qu'il devrait porter un chapeau, mais que l'enfant refuse, alors il n'ira pas au parc. C'est aussi simple que cela. Nul besoin de présenter cette règle comme un commandement, une menace, ou d'en annoncer les conséquences comme des punitions ou du chantage ; elles ne sont qu'une suite logique aux actes de l'enfant, et il doit les comprendre et les accepter. Si, en plus, nous gérons la situation avec bonne humeur, sans faire de drame, et que les deux parents s'entendent sur les règles à suivre, c'est encore mieux. Notre enfant percevra notre assurance et ne jouera pas à tester nos limites. C'est vrai, nous, les parents, ne sommes pas en position avantageuse à cet égard, parce que nous manquons de temps. Gérer les colères et les crises demande du temps. Éduquer demande du temps. Et le temps est souvent une denrée rare.

L'enfant dont les sens sont saturés par la surconsommation et qui est incapable d'apprécier ce qu'on lui offre aura du mal à s'adapter au monde réel et à gérer sa frustration. Il est de plus en plus difficile pour ces enfants trop gâtés de déployer l'effort nécessaire pour accomplir de belles et bonnes choses, parce qu'ils associent ce qui est bon à une simple sensation de plaisir et de bien-être qu'ils obtiennent lorsque leurs sens sont saturés. C'est l'hédonisme. Aristote, citant Platon, disait que la bonne éducation consiste à « savoir se réjouir ou se sacrifier pour ce qui en vaut la peine », et que « c'est pour cela qu'il faut [...] avoir été élevé dès l'enfance de cette façon[2] ». La découverte est naturelle chez l'enfant, parce que sa soif de connaissance s'oriente naturellement vers la beauté, la bonté et la vérité, comme nous le verrons bientôt. Malgré tout, cette soif de connaissance ne peut pas être apaisée dans le chaos, le bruit constant, la saturation des sens, dans un environnement sans limite ni discipline. Tout ce qui est bon requiert un effort. Miguel de Cervantes disait : « Le chemin de la vertu est rude et étroit, et le chemin du vice, large et facile. » Un enfant dorloté et gâté, à qui l'on n'a imposé aucune limite, sera un enfant à la volonté faible. Les ailes de ses efforts seront trop courtes pour le mener à l'excellence, parce que l'excellence a toujours un prix. Parler de limites et d'effort comme de conditions à la liberté peut sembler paradoxal, mais ça ne l'est pas. L'enfant doit vouloir faire tout ce qu'il fait, mais ne peut pas toujours faire tout ce qu'il veut, c'est une nuance qu'on oublie souvent. Laisser l'enfant faire tout ce qu'il veut, avant même qu'il ait développé la volonté et la maîtrise de soi, c'est trahir le sens même du mot *liberté*.

8

LA NATURE

Qu'adviendra-t-il d'un enfant qui ne contemple jamais le ciel étoilé, qui ne se trouve jamais bien longtemps en présence d'autres espèces, ou qui ne fait jamais l'expérience enrichissante de la nature ?
Richard Louv,
Last Child in the Woods

Il est sain et nécessaire que nous tournions de nouveau le regard vers la terre et que, dans la contemplation de ses beautés, nous laissions surgir en nous l'émerveillement et l'humilité.
Rachel Carson,
Printemps silencieux

La nature est pour l'enfant une des premières fenêtres ouvertes sur l'émerveillement, et cette même fenêtre peut certainement redonner la faculté de s'émerveiller à quiconque l'a perdue. Une mère raconte :

> Récemment, nous avons acheté des plants de tomates et de fraises pour notre petit jardin. Les plants en question étaient déjà prometteurs et débordaient de fleurs. Avec les enfants, nous avons choisi une section du potager où nous avons préparé la terre et enterré les racines des jeunes plants, que nous avons ensuite arrosés. Le lendemain, mon fils de quatre ans est venu vers moi en courant pour me dire, d'un ton grave :
> — Maman, ça marche pas ! Y a pas de tomates ni de fraises.
> — Les tomates poussent très lentement, lui ai-je expliqué.
> — Comme moi ?
> — Oui, comme toi, ai-je répondu.
> — Mais ça va prendre du temps, maman !
> — Pas tant que ça, faut juste patienter un peu, chéri.

Nous avons aujourd'hui accoutumé nos enfants à obtenir chaque chose sans faire d'effort et avant même d'en ressentir le désir. De nos jours, il semble que le seul processus que les enfants puissent observer à son rythme naturel (parce qu'il fait partie des rares que l'on ne soit pas parvenu à accélérer) est la grossesse. Nos enfants doivent réapprendre à observer patiemment le parcours d'un escargot, la croissance des fleurs, le glissement d'une goutte de pluie sur le dos velu d'une chenille, la floraison d'un arbre fruitier. Ils doivent réapprendre à s'émerveiller en arrosant des plantes, en cueillant des framboises, en remplissant les mangeoires à oiseaux. Les enfants doivent apprendre à porter leur regard vers le ciel de temps à autre, comme nous le faisions quand nous avions le temps de nous allonger sur l'herbe, qui nous chatouillait et nous « piquait » l'arrière des jambes et des oreilles, et que nous imaginions la forme d'un lapin ou d'un dinosaure dans les nuages. Les enfants doivent retourner dans les bois que nous avons nous-mêmes visités étant enfants, pour grimper dans les arbres et jouer à cache-cache entre les buissons ou parmi les fougères. Nous devons rechercher ces grands espaces en nature où nos enfants pourront courir, sauter, découvrir et imaginer – et pas seulement par une belle journée, mais également les jours de pluie, où les odeurs, les couleurs, la végétation et les petites bestioles qui se laissent voir ne sont pas les mêmes.

Nous n'y avons peut-être pas songé, car nous pensons que c'est plutôt dangereux, ou nous craignons que notre enfant tombe d'un arbre, qu'il salisse ses vêtements neufs ou se fasse des égratignures contre les branches. Nous avons peut-être peur que les fleurs sauvages déclenchent ses allergies, ou que la pluie lui fasse attraper un rhume. Si nous, les parents, avons peur de la nature par moments, nous devons savoir que nous transmettons cette crainte à nos enfants. Comment se fait-il que les enfants d'aujourd'hui se sauvent en courant à la moindre goutte de pluie ? Pourquoi ont-ils peur d'un peu d'eau, ou du froid ? Il se peut que nous adhérions à la croyance populaire qui dit que les enfants peuvent attraper le rhume ou la grippe s'ils vont dehors en hiver. « Il est plus facile de désintégrer un atome qu'un préjugé », disait Einstein. Pourtant, les pédiatres savent bien qu'une température basse n'est jamais, en soi, la cause d'un rhume ou d'une grippe, malgré la croyance populaire qui prétend le contraire. En fait, si le rhume et la grippe sont plus courants en hiver, c'est parce que les enfants passent *moins de temps à l'extérieur* : ils restent toute la journée dans des salles de classe mal ventilées où ils sont continuellement en contact les uns avec les autres, ce qui favorise la transmission des virus[1].

Donc, si nous voulons combattre le rhume et la grippe, et du même coup aider les enfants à mieux faire face aux difficultés et aux frustrations de la vie, nous devons les emmener dehors afin qu'ils se dégourdissent, qu'ils sautent dans la neige ou dans les flaques avec leurs bottes d'hiver ou de caoutchouc. Bien sûr, il faut les habiller de vêtements chauds et imperméables. N'oublions pas qu'il existe plusieurs autres options que celles d'asseoir nos enfants devant un écran ou de les garder dans la maison ou la classe tels des lions en cage.

Les enfants sont instinctivement attirés par la nature. C'est peut-être parce qu'ils sont petits, comme la majorité des merveilles que la nature a à offrir. C'est ce que suggère Rachel Carson :

> Bien des enfants savent se réjouir de ce qui est petit et passe inaperçu. Peut-être parce qu'eux-mêmes sont de petite taille et plus près du sol que nous le sommes. Partant de là, il est facile de partager avec eux les beautés habituellement ignorées par nos regards trop précipités, nous qui voyons le tout sans voir chacune des parties. Parmi les œuvres les plus exquises de la nature, il y a celles qu'elle crée à l'échelle miniature, comme le sait quiconque a déjà observé un flocon de neige à la loupe[2].

La nature est capable de retenir l'attention d'un enfant pendant des heures, tandis qu'il examine plantes et insectes, joue dans l'eau et la boue. Des études démontrent que s'amuser dans un environnement naturel réduit les symptômes du déficit d'attention chez certains enfants. La nature permet à nos enfants de côtoyer la réalité à l'état pur, leur enseigne que rien n'arrive de manière instantanée et que toute belle et bonne chose requiert du temps. Ces notions améliorent leur patience, leur endurance et leur maîtrise de soi : ils deviennent moins impulsifs et apprennent à vivre avec moins, afin de garder le meilleur pour plus tard. Ce sont des qualités rares chez les enfants et les jeunes d'aujourd'hui.

La nature, c'est aussi la meilleure école où nos enfants peuvent apprendre les lois qui régissent notre monde. Woodie Flowers, professeur de génie mécanique au Massachusetts Institute of Technology, à Boston, connu pour sa contribution en matière d'humanisation des technologies, explique que les robots obéissent parfaitement aux lois de la nature, et que si un robot se brise, c'est que sa construction n'a pas tenu compte de ces lois. Il affirme que la nature joue un rôle d'arbitre impartial, qu'elle est la meilleure source de renseignements pour nous permettre d'ajuster le tir et d'atteindre l'excellence dans divers domaines de la technologie. Il ajoute que les étudiants qui voient la nature comme le juge impartial de leur travail cultivent une estime de soi qui est fondée sur la vérité de la nature – une estime de soi qu'il qualifie de « robuste[3] ».

Antonio Gaudí, le brillant architecte de la basilique de la Sagrada Familia, à Barcelone, considérait la nature comme un professeur : « Cet arbre, près de mon atelier, c'est mon mentor. » Gaudí puisait son inspiration dans la beauté du divin ; c'était un homme profondément spirituel. Mais quel genre d'expérience vécue peut inspirer le génie d'entreprendre et de réaliser une œuvre d'une telle magnificence ? Dans le musée dédié à Gaudí, à Barcelone, on peut lire la réponse suivante :

Antonio Gaudí [...] était de santé fragile dès son plus jeune âge, et ses fréquentes poussées de rhumatisme, qui l'empêchaient de jouer avec les autres enfants, ont retardé son entrée à l'école élémentaire. Sa mère passait de longues heures en sa compagnie, l'emmenait faire des randonnées amusantes à la campagne, où il pouvait observer la nature. Gaudí évoquera plus tard son enfance en ces mots : « Avec toutes ces fleurs entourées de vignes et d'oliviers, avec tous ces caquètements de poules, ces chants d'oiseaux et ces bourdonnements d'insectes, et avec les montagnes de Prades en arrière-plan, mon esprit a gardé les images les plus pures et les plus agréables de la Nature, cette Nature qui restera toujours mon Mentor. »

La nature a été pour Gaudí la première fenêtre ouverte sur l'émerveillement, et l'a ensuite inspiré à bâtir son chef-d'œuvre. Gaudí savait comment inviter la beauté et le divin dans les rues, afin d'élever les esprits de milliers de gens vers le ciel grâce à l'émerveillement que provoque la beauté de la nature. Gaudí n'était pas un élève précoce, ne possédait pas de jouets parlants, et ne se rendait pas en classe spéciale de mathématiques parascolaire deux fois par semaine, pas plus qu'à des cours d'été en robotique, et n'a jamais regardé *Baby Einstein*®. Il a mené une enfance contemplative en compagnie de sa mère et de son meilleur ami, le silence, sous la tutelle de son mentor, la nature.

C'est dire à quel point la nature joue un rôle plus important que nous l'imaginons dans le processus d'apprentissage de nos enfants…

9

LES RYTHMES

*C'était un marchand de pilules perfectionnées qui
apaisent la soif. On en avale une par semaine
et l'on n'éprouve plus le besoin de boire.
— Pourquoi vends-tu ça ? dit le petit prince.
— C'est une grosse économie de temps, dit le
marchand. Les experts ont fait des calculs.
On épargne cinquante-trois minutes par semaine.
— Et que fait-on de ces cinquante-trois minutes ?
— On en fait ce que l'on veut…
« Moi, se dit le petit prince,
si j'avais cinquante-trois minutes à dépenser,
je marcherais tout doucement vers une fontaine… »*
Antoine de Saint-Exupéry,
Le Petit Prince

De notre point de vue, les enfants font tout lentement. De vrais petits escargots ! Ils sont lents à se vêtir, lents à obéir, lents à comprendre (« Combien de fois va-t-il falloir que je te le répète ?! ») ; ils mangent lentement, marchent lentement. Trop, trop lentement…

— Maman, quand on est dans la voiture, où est-ce que je devrais être ? demande Chloé, quatre ans, à sa mère.

— Qu'est-ce que tu veux dire, Chloé ?

— Ben, quand on arrive à la maison, le soir, tu me dis que je devrais déjà être en train de dîner. Quand je mange mon dîner, tu me dis que je devrais déjà être dans mon bain. Quand je sors du bain, tu me dis que je devrais déjà être en train de me brosser les dents. Et quand je brosse mes dents, tu me dis que je devrais déjà être au lit. Alors… quand on est dans la voiture, où est-ce que je devrais être ?

Les concepts de rapidité et de lenteur sont bien subjectifs… Lent, par rapport à qui, à quoi ? Nous trouvons les enfants lents parce que nous comparons leur rythme au nôtre. Nous avons tendance à vivre dans l'« après », et passons notre vie entière à la poursuite d'un but sans vraiment savoir vers quoi nous allons réellement. Eux, ils vivent l'instant présent et le savourent pleinement.

— On n'a vraiment pas de chance ! On se croirait sur un parking. J'arrive pas à le croire, rouspète le papa de Paul, pris dans un bouchon de plusieurs kilomètres, en route vers l'hôtel avec piscine, terrain de tennis, tables de ping-pong, vue superbe, service impeccable et cuisine exceptionnelle, où il s'apprête à passer le week-end avec toute la famille.

— C'est quoi, ça ? demande Paul, montrant du doigt un immense champ de marguerites à travers la fenêtre de la voiture.

— C'est des marguerites.

— Et ça ?

— Ça, c'est du maïs, répond son père, qui est incapable de dissimuler sa profonde exaspération face à la situation. Sur le chemin du retour, le père de Paul demande à ses enfants ce qu'ils ont préféré durant le week-end : la piscine, le ping-pong, la plage, la vue, l'hôtel… ?

— Les marguerites puis le maïs, répond Paul.

Les enfants vivent dans le présent, et très intensément. Ils ne vivent pas pour « remplir leurs obligations », ne pensent pas en termes d'horaire ou de liste de choses à faire. Les enfants ne comprennent pas le concept d'efficacité et ne regrettent pas le passé. Ils profitent de l'instant. Dans les mots d'Héraclite, « le temps est un jeu que maîtrisent magnifiquement les enfants ».

À notre époque, on dirait que le courant d'un grand fleuve nous emporte avec toutes sortes de choses à faire et de projets à réaliser ; mais où ce courant nous mène-t-il ? La destination nous échappe. Qu'importe ! C'est comme s'il était plus important d'être en mouvement. Les enfants, quant à eux, possèdent la clé du bonheur : vivre chaque instant du présent avec intensité et émerveillement.

Si nous pouvions voir les choses à travers les yeux d'un enfant de quatre ans, voici ce que nous verrions :

Mon père me secoue l'épaule alors que je dors profondément et qu'il fait encore très noir dehors. J'aimerais bien me blottir dans ses bras en me réveillant tranquillement, comme je le fais le dimanche chez grand-maman, après ma sieste d'après-midi, mais je ne peux pas. Il me tire du lit et m'habille en vitesse, en répétant à qui mieux mieux : « Faut que tu deviennes plus autonome. » Je ne suis pas certain de comprendre ce que veut dire « autonome ». Puis, je déjeune avec mon petit frère. Étrange que ça amuse tellement mes parents de jouer à « qui va finir de manger le premier ». Je joue quand même, parce que ça les divertit. Pendant qu'on joue à ce jeu, je remarque qu'ils se brûlent les lèvres sur leur café et s'étouffent en avalant leur toast, entre deux coups d'œil à l'horloge. Bientôt, ils nous prennent et nous assoient dans la voiture, parce qu'« on n'a pas le temps » de marcher. On débarque chez la nounou en courant, soit parce que « Je vais être en retard au travail ! », soit parce que « Je suis en double file ! ». Chaque fois que mon père avance d'un pas, je dois en faire trois, puisque mes jambes sont plus courtes. Une fois, j'ai dit à mes parents que j'avais envie de faire pipi alors qu'on était dans la voiture, en route vers l'école, et ils sont devenus très fâchés. Je n'ai pas compris pourquoi. Est-ce que c'est mal d'avoir envie de faire pipi ? Mais le pire, c'est la fois où ma mère a découvert que je faisais de la fièvre juste avant qu'on monte dans la voiture. Mes parents se tenaient la tête entre les mains et il y a eu un long moment de silence. Ils m'ont donné un médicament et m'ont emmené chez ma nounou. En fin de matinée, ma nounou a téléphoné à ma mère. Puis après, ma tante est venue me chercher et m'a conduit chez grand-maman. Alors, j'étais très content, parce que grand-maman a pris soin de moi.

« Les enfants doivent être très indulgents envers les grandes personnes », dit le petit prince… Les enfants vont à leur propre rythme : les cycles biologiques du sommeil et de l'alimentation ; le rythme de leurs apprentissages et de leur compréhension intellectuelle ; et le rythme de leur affectivité – ils ont besoin de câlins, d'une bonne oreille, de notre regard compatissant et de notre affection… Ils suivent un rythme absolument différent du nôtre. Quand nous décidons de satisfaire un de leurs besoins, il est probable qu'ils ne ressentent pas ce besoin-là à ce moment spécifique. Donc, il ne suffit pas de leur donner notre attention à intervalles réguliers : il faut aussi nous montrer *disponibles* à répondre aux besoins de nos enfants à mesure qu'ils se manifestent. Les adultes doivent redécouvrir la sensibilité dont les a dotés la nature et qui s'est éteinte au gré des aléas de leur vie trépidante et parfois frénétique. Nous devons réapprendre à harmoniser l'attention que nous portons à nos enfants en fonction de leurs rythmes, pour qu'ils comprennent bien les conséquences de leurs actes. Les enfants ont bien sûr besoin que nous leur imposions des limites et que nous les guidions dans leur développement, mais avant d'exiger quoi que ce soit de leur part, nous devons répondre à leurs besoins de base.

Les enfants possèdent une horloge interne, et savent eux-mêmes reconnaître leurs besoins. Non pas en fonction de nos exigences, mais en fonction de celles de leur nature profonde. Et ces besoins ne correspondent pas nécessairement aux agendas des adultes. Par exemple, c'est en sachant détecter l'heure à laquelle l'enfant commence à ressentir de la fatigue, et en le mettant toujours au lit avant cette heure, que nous nous assurerons qu'il dorme d'un sommeil suffisamment récupérateur jusqu'au lendemain : il s'agit d'un facteur important pour sa santé mentale et physique[1].

Des études associent un manque de sommeil chez l'enfant à de l'hyperactivité, une moindre souplesse mentale, une difficulté à retenir son impulsivité, des troubles du comportement, et une diminution des facultés cognitives, en plus de difficultés à gérer ses émotions et à s'adapter à certains contextes[*]. Nous savons aussi que le sommeil est nécessaire pour intégrer ce que nous apprenons au cours de la journée.

On doit tenir compte du fait que l'heure à laquelle notre enfant est au lit et l'heure à laquelle il s'endort n'est peut-être pas la même, surtout s'il doit répondre à des exigences scolaires et parascolaires élevées. Plusieurs études associent l'habitude de regarder un écran avec des difficultés à s'endormir et avec des troubles du sommeil, à tel point que l'Académie américaine de pédiatrie recommande qu'aucun appareil numérique ne soit présent dans la chambre à coucher de l'enfant et que celui-ci arrête d'utiliser ce type d'appareil une heure avant d'aller au lit[2].

Chaque enfant a besoin d'autant de sommeil que l'exige sa nature, et non du même nombre d'heures de sommeil que nous. Chaque enfant a aussi besoin de s'alimenter de façon équilibrée. Les pédiatres ne se lassent pas de le répéter : il leur faut des purées sans sel, des fruits sans sucre ajouté, le moins possible de pâtisseries transformées et de bonbons, et pas de caféine du tout. La caféine est une drogue, et les boissons où on la retrouve sont malheureusement présentes dans presque toutes les fêtes et dans le réfrigérateur de beaucoup de familles. Parfois, nous nous plions aux caprices par manque de temps. Apprendre à notre enfant l'importance d'une saine alimentation demande du temps et des efforts supplémentaires.

Respecter les rythmes et besoins essentiels de notre enfant est crucial à son bon développement. Après plus d'une décennie de recherche sur les schémas d'attachement des enfants, nous sommes en mesure de confirmer qu'un enfant dont les besoins de base – affectifs, physiologiques, etc. – ont été comblés durant les premières années de sa vie sera émotionnellement plus équilibré, plus sûr de lui, et mieux disposé à apprendre. Un enfant dont on a bien pris soin reçoit le message : « Je vaux la peine », ce qui se répercutera de façon positive sur son estime de soi, puisque le message indirect, c'est qu'il est un individu compétent.

Respecter les rythmes naturels de l'enfant, c'est aussi respecter les étapes de son développement cognitif et affectif, sans tenter de les accélérer. Il a besoin que nous respections ces étapes, que nous préservions son innocence, et que nous résistions à la tentation d'écourter son enfance.

10

L'HYPER-ÉDUCATION : LA GÉNÉRATION *BABY EINSTEIN*®

Quand les jalons pèsent comme du plomb.
Carl Honoré,
Under Pressure

*La petite enfance est une période propice
à la préparation du sol. C'est l'éveil des sentiments :
le sens du beau, l'enthousiasme pour la nouveauté
et l'inconnu, la sympathie, la compassion,
l'admiration ou l'amour.
Une fois les sentiments éveillés,
nous souhaiterons mieux connaître
ce qui les a provoqués. Et une fois qu'on aura
trouvé cette cause, elle aura un sens bien ancré.*

> *Il est plus important d'ouvrir la voie*
> *à la curiosité de l'enfant que de le gaver*
> *de faits qu'il n'est pas prêt à assimiler.*
> Rachel Carson,
> *Le Sens de l'émerveillement* (1956)

Le respect de l'inclination à l'émerveillement de notre enfant est incompatible avec l'hyper-éducation. L'hyper-éducation, c'est l'obsession de vouloir accélérer le développement cognitif et affectif de l'enfant pour en faire un *super-enfant*. Cela consiste à convertir les étapes de vie d'un enfant en une véritable course de relais.

L'autre jour, mon fils était invité à la fête d'anniversaire d'un ami de sa classe. Je n'en croyais pas mes yeux ! Les parents avaient embauché un professeur d'université pour qu'il vienne présenter des expériences de chimie à ce groupe d'enfants de huit ans. Il faut croire que les clowns sont passés de mode…

Jusqu'où sommes-nous prêts à aller pour préparer notre enfant à sa future carrière ? Combien de parents comme nous sont tombés dans le piège dangereux de s'emballer à l'idée que leur famille compte peut-être parmi elle le tout nouveau Einstein ou P. K. Subban ? Et en avant les activités parascolaires : méthode Kumon, piano, mandarin, tennis… Pour certains parents, le moment où leur bébé peut se tenir la tête droite donne le signal pour l'asseoir dans le fauteuil devant un épisode de *Baby Einstein*®, un dessin animé pour enfants des plus hypnotisants et qui a connu un succès mondial en raison de ses soi-disant «bienfaits pour le développement de l'enfant». Quand on a demandé à la Baby Einstein® Company de prouver les mérites éducatifs de ses produits, elle en fut incapable. De plus, quand des consommateurs menacèrent d'intenter un recours collectif contre l'entreprise après que certaines études eurent établi un lien entre l'exposition à la télévision en bas âge et des effets négatifs potentiels, l'entreprise s'est rétractée et a offert de rembourser tous les parents mécontents. Et qu'à cela ne tienne, *Baby Einstein*® est diffusé dans bien des foyers, des maternelles et des garderies, où l'on affirme que c'est pour des raisons éducatives.

Augmenter les stimuli en bas âge ne donne pas nécessairement de meilleurs résultats. Une majorité d'experts s'entend pour dire que c'est vers l'âge de six ans que l'enfant atteint une certaine maturité intellectuelle lui permettant d'émerger du monde sensoriel pour passer au monde de la pensée abstraite. C'est d'ailleurs pour cette raison que l'éducation formelle commence à cet âge. Quand nous essayons d'accélérer le rythme d'apprentissage de l'enfant, que nous lui demandons de faire des choses auxquelles sa nature profonde n'est pas suffisamment préparée, nous le mettons en position frustrante et risquons des répercussions sur son estime de soi ; nous créons une impression d'échec qui pourrait bien faire boule de neige, et affecter le reste de son apprentissage.

La tendre enfance est une période de préparation spécialement propice à du temps moins structuré, parce que celui-ci oriente l'enfant vers le développement de fonctions exécutives nécessaires à l'apprentissage, notamment la mémoire de travail, le contrôle attentionnel et la planification[1]. Donc, il n'existe aucune raison pour les parents de s'inquiéter si leur enfant ne sait pas écrire son nom à l'âge de trois ans, ou ne sait pas lire à l'âge de quatre ans. Einstein lui-même n'a pas commencé à lire ou à écrire avant d'avoir huit ans.

N'empêche, nous continuons de perpétuer un modèle d'éducation où nous devons bombarder nos enfants de stimuli dès leur naissance, pour en faire de grands hommes et de grandes femmes.

« Votre fille devrait faire des efforts pour mieux dessiner », dit une enseignante aux parents d'une de ses élèves. Elle s'explique ainsi : « À quatre ans, les enfants ne sont plus supposés dessiner des gens qui flottent dans les airs ; les personnages devraient avoir les pieds sur terre. » Les parents, perplexes, ne voient pas où est le problème.

Qui sait ce que serait devenu le monde de l'art si les parents de Picasso et de Dalí avaient insisté pour qu'ils répondent aux curieuses exigences de cette enseignante bien intentionnée ?

Nous voulons que nos enfants deviennent des personnes ultraperformantes, et cette obsession de la distinction fait en sorte qu'en milieu préscolaire, nous compartimentons la réalité alors que les élèves n'ont pas encore l'âge pour comprendre ce genre de fragmentation : on fait défiler devant eux des adultes spécialisés dans différents domaines (professeurs de musique, de langues, de mathématiques, etc.), et on divise en matières les programmes d'apprentissage préscolaires alors que l'enfant voit la vie, au contraire, comme un tout. Pour un enfant, l'Univers entier est fait de sa propre expérience à travers les cinq sens. Les divers domaines et catégories de la science ont été créés pour des adultes et s'accordent mal avec l'unité intérieure des enfants ; ils viennent fragmenter leur univers.

Quand le cerveau et l'agenda du jeune enfant sont remplis d'activités parascolaires, de montagnes de devoirs et d'objectifs de toutes sortes, il ne lui reste plus de temps pour réfléchir à ce qui lui plaît ou lui convient réellement à cette étape précieuse de son enfance : être entouré de ses proches, jouer, imaginer, découvrir les choses par lui-même, sans se presser… Dessiner des personnages qui flottent en l'air, courir dans un champ pour attraper des papillons, cueillir des fleurs sauvages avec ses frères et sœurs, s'inventer des aventures fantastiques et des passages secrets : ce sont aussi des besoins naturels chez l'enfant. La dernière chose dont un jeune enfant a besoin, c'est de passer ses week-ends ou son mois de juillet assis à la table de la cuisine à compléter un cahier d'activités pédagogiques pour ne pas « perdre le rythme ». Chaque fois que nous l'obligeons à cocher la bonne case, nous le retenons de développer une pensée originale en s'aventurant hors des sentiers battus.

Sur le plan affectif, il est aussi tentant de vouloir accélérer le développement du jeune enfant, par crainte qu'il prenne un retard de maturité par rapport aux autres enfants. Certains ont donc recours à toutes sortes de techniques d'hyper-éducation tirées par les cheveux pour précipiter leur passage de l'enfance à l'âge adulte.

Il n'y a pas si longtemps, on m'a raconté que des éducatrices avaient emmené un groupe d'enfants visiter un

« musée de la peur ». L'objectif ? Provoquer en eux une peur « contrôlée » afin d'accélérer le développement de leur maturité psychologique. La garderie a invité un psychologue à s'entretenir avec les parents réticents et anxieux. Et la sortie a eu lieu ! Je ne sais pas comment s'est conclue l'histoire. Combien d'enfants ont pleuré et combien n'ont pas pleuré ? Combien ont fait des cauchemars et combien n'en ont pas fait ? Je ne sais pas non plus quelle a été l'augmentation moyenne du pourcentage de maturité…

Il ne faut jamais oublier que l'enfance est une étape à part entière, qui précède l'âge adulte et qui doit être vécue pleinement pour que le processus de la croissance se déroule naturellement. Romano Guardini nous a avertis des conséquences qu'il y aurait à vouloir en précipiter les étapes : « Il arrive qu'une phase [de la vie] s'oriente vers la suivante à un tel point qu'elle ne peut pas développer sa nature propre. »

11

LA DISPARITION DE L'ENFANCE

Regarde comme tu es beau avec ta nouvelle coupe de cheveux, mon grand. Toutes les filles vont vouloir sortir avec toi!
L'ex-coiffeuse de mes enfants, s'adressant à mon fils de quatre ans

Dans cet amalgame d'uniformité où nous nous obstinons à caser les enfants, à forcer l'égalité entre eux et leurs parents au point d'effacer la frontière entre les générations, en dépréciant les activités ludiques spontanées, entêtés que nous sommes à programmer et à domestiquer les temps libres, avec cette manie de supprimer les élans de créativité et de génie des élèves et des tout-petits… nous tuons l'enfance. Peut-être que nous ne nous en rendons pas compte; mais il

*est temps, dès aujourd'hui et urgemment, d'y réfléchir
et de donner une issue à ce massacre impuni.*
Paulino Castells,
pédopsychiatre

L'enfance doit être vécue à part entière, avec tout ce qu'elle comporte de merveilleux trésors : l'imagination, le jeu, le mystère, l'innocence, etc. Sauter des étapes de l'enfance, c'est manquer d'appréciation pour les mécanismes grâce auxquels la nature assure le bon développement de la personnalité. L'enfance, c'est un peu comme la varicelle. Si on ne l'attrape pas en bas âge, elle se manifestera de façon beaucoup plus grave à une autre étape de la vie ; on l'appellera alors « puérilisme » : l'attitude enfantine d'une personne adulte. L'anecdote suivante, racontée par un parent, illustre bien l'attitude puérile :

L'autre jour, j'ai vu un père détailler à son fils les différentes marques de voitures qui se trouvaient sur un parking. « Ça, c'est une Ford. Celle-là, c'est une Volkswagen : c'est bien meilleur comme auto. Celle-là, c'est une Audi, c'est encore mieux qu'une Volkswagen. Puis ça, c'est une BMW, et elle aussi est meilleure qu'une Volkswagen. Ensuite, y a la Ferrari, mais je n'en vois pas de stationnée ici, puis je t'en ai déjà parlé, de toute façon. »

Un autre parent m'a fait part de ce qui suit :

Récemment, mon garçon de six ans a joué à un jeu en classe où il fallait nommer les marques de voitures. Ceux qui n'en connaissaient aucune étaient éliminés. Le gagnant était celui qui connaissait le plus de marques.

Combien de catégories de choses plus saines et plus intéressantes pourraient servir de base à un jeu de devinettes ? « Éliminer » un enfant de six ans devant une vingtaine de camarades parce qu'il ne connaît pas les marques de voitures, en plus d'avoir très peu de valeur éducative, ouvre grand la porte du milieu scolaire à une nouvelle réalité : *l'intimidation en fonction de produits de marque.* En effet, cette intimidation mine de plus en plus l'ambiance des cours d'écoles, où les enfants passent des heures et des heures à comparer leurs possessions avec celles des autres ; cela va des voitures téléguidées aux chaussures de sport, aux sacs à dos, aux Smartphones… On introduit ainsi le « culte de la marque » dans l'univers des enfants, une réalité qui ne correspond pas, et ne devrait pas correspondre, à cette période de la vie.

Nous pensons qu'il serait normal que nos enfants se conforment à notre propre façon de penser. Ainsi, nous « faisons » l'enfant à notre mesure. Mais pourquoi ? D'une part, parce que nous sommes de plus en plus envahis d'images d'enfants sortis du monde du marketing, et qu'il suffit d'un clic de souris pour que nos enfants en subissent aussi l'influence. Sur la scène publique, les enfants sont souvent représentés comme des mini-adultes : en couverture des magazines, dans les messages publicitaires, les émissions de télé, partout on les dépeint dans cette attitude nonchalante et cynique. On voit des enfants prendre des poses sensuelles dont ils ne comprennent pas toute la signification, et porter des vêtements qui ne conviennent pas à leur âge. Au point où il semble qu'on les ait convertis en objets de fierté, en enfants-trophées. D'autre part, la pression d'un monde rempli d'exigences et de concurrence, mêlée au désir profond des parents de voir leur enfant réussir, nous pousse à vouloir inculquer le plus tôt possible à notre enfant un ensemble de comportements et de connaissances qui ne correspondent pas à l'étape de l'enfance. On agit ainsi sans nécessairement comprendre que cela ne concorde pas avec son processus naturel de maturation ou avec l'ordre naturel de son monde intérieur. Bref, nous éprouvons aujourd'hui une envie inexplicable de lui faire sauter des étapes de son bon développement. Nous avons hâte qu'il présente des caractéristiques propres aux adultes, que ce soit dans sa façon de se vêtir, de manger, de se divertir, de parler, de danser.

Nous sommes témoins d'une « érosion de l'enfance », où les tout-petits sont frustrés dans leur besoin de jouer, où leur imagination et leur enthousiasme sont réduits à néant, et où le premier âge – cette étape sacrée de leur vie – est amputé. Bob Samples a écrit que « pour Albert Einstein, l'esprit intuitif ou métaphorique est un don sacré, tandis que l'esprit rationnel… n'est qu'un fidèle serviteur. C'est paradoxal de voir que, dans nos vies modernes, nous vénérons le serviteur et nous dégradons le sacré ». Tuer l'imagination des enfants, leur émerveillement et leur créativité pour leur inculquer une attitude rationnelle le plus tôt possible va à l'encontre de leur nature. C'est tout à fait représentatif d'une société froide, cynique et calculatrice. Et c'est évidemment contraire à l'émerveillement.

En somme, nous avons chassé l'enfant du jardin de l'enfance et l'avons prématurément converti en petit adulte. Comment en sommes-nous arrivés là ? Comme société, nous avons manqué de modestie dans nos comportements et nos conversations en sa présence. Nous lui avons laissé voir des choses qu'il n'était pas prêt à voir ; nous avons nié sa peur devant l'horreur et son aversion pour la violence ; et nous exigeons trop du jeune garçon, sous prétexte qu'il est temps de « faire de lui un homme ».

Quelles seront les conséquences de cette façon d'agir ? Des enfants qui ont « tout vu, tout fait », qui ne s'étonnent plus ni ne s'intéressent plus à rien, parce qu'il leur suffit d'un clic de souris ou d'un mouvement de doigt pour voir tout ce qu'il y a à voir, et parce qu'on ne leur aura jamais donné le temps de désirer quoi que ce soit. Laissez-les jouer avec un écran tactile dès l'âge de deux ans, et leurs délicats petits doigts découvriront des images néfastes qui resteront longtemps gravées dans leur esprit innocent. Ces enfants devenus cyniques auront mille fois tiré d'une arme et tué d'apparents ennemis dans leur monde virtuel ; ils auront perdu toute sensibilité ; seront incapables de déchiffrer un regard, d'interpréter une expression faciale ou de se montrer courtois et attentifs. Ils seront incapables de s'émerveiller, devenus aveugles aux beautés du monde réel, auquel ils ne peuvent plus « s'adapter ». Des enfants esclaves de modes et de « normes » de beauté qui les condamnent à une estime de soi amoindrie, ou même à l'anorexie. Des enfants dont le sac d'école et l'agenda sont tellement surchargés qu'ils deviennent aussi stressés que des petits dirigeants d'entreprises, écrasés sous le poids des obligations et des activités. Des enfants qui n'auront jamais eu le temps de sauter dans les flaques d'eau ou de semer le chaos dans une colonie de fourmis, mais qui auront visionné plus de pornographie que les adolescents des générations précédentes, quand il fallait encore faire des pieds et des mains pour dénicher une revue et la feuilleter en secret.

Ce n'est pas une coïncidence si les endocrinologues s'alarment devant l'actuelle tendance à la puberté précoce, qui est un rétrécissement de l'enfance en faveur d'une adolescence plus longue. Étrangement, en tant que parents, nous sommes très pressés de voir nos enfants plonger dans une étape de la vie que nous trouvons pourtant angoissante. Tout aussi étrangement, les frontières entre les générations sont de plus en plus floues, de l'enfance jusqu'au troisième âge. La styliste Carolina Herrera a dit que rien n'accentue davantage l'âge d'une femme mûre que lorsqu'elle s'habille comme une jeune. Quel dommage que si peu de gens acceptent le vieillissement pour ce qu'il est : un phénomène beau et naturel ! La beauté est là en soi, dans chaque âge, et pas seulement par comparaison aux autres âges. Non, l'enfant n'est pas un mini-adulte, un adulte immature. Il est et restera un enfant, jusqu'à ce qu'il soit naturellement prêt à tourner la page.

12

LE SILENCE

Sans silence, il ne peut y avoir de véritable appréciation de la vie, qui est aussi délicate dans ses replis cachés qu'un bouton de rose.
Deepak Chopra

Il nous faut deux ans pour apprendre à parler, et soixante pour apprendre à nous taire.
Ernest Hemingway

Les neurosciences le confirment : lorsque nous accomplissons plusieurs tâches en même temps, nous ne pouvons pas porter une attention égale à chacune d'elles, parce que notre attention oscille rapidement entre l'une et l'autre de ces tâches. C'est une des raisons principales de l'interdiction de parler au téléphone en conduisant un véhicule. Cela explique aussi pourquoi certaines études démontrent que si la télé est constamment allumée dans une pièce, l'enfant qui s'y trouve interrompra probablement ses jeux[1] ou aura des interactions de moins bonne qualité avec ses parents[2]. Quand nous sommes entourés de différentes sources de stimulation, nous ne sommes pas en mesure de traiter tous ces stimuli en même temps ; nous devons diviser notre attention entre chacun d'eux. Par conséquent, quand Emma dirige son attention sur son Smartphone tout en faisant ses devoirs et en écoutant de la musique, assise devant un écran d'ordinateur où une multitude de fenêtres la relient directement à ses réseaux sociaux favoris et à ses différentes boîtes de messages, elle ne devient pas plus intelligente. Au contraire, sa capacité à se concentrer sur chacune des activités diminue. En réalité, elle n'accomplit pleinement aucune de ces activités, parce qu'elle devient le récepteur passif d'une cacophonie de données externes qu'elle traite à la légère, sans trop y réfléchir.

C'est pourquoi Emma, comme bien d'autres adolescents de son âge, a non seulement une capacité de concentration réduite, mais est moins apte à savourer l'instant présent. Elle est moins réceptive aux besoins des gens qui l'entourent, et moins sensible aux stimuli qui font peu ou pas de bruit, comme le sourire de sa mère quand elle passe près d'elle, la pluie fine qui martèle le toit, ou les coups de bec d'un pic vert au loin. Emma peut voir ce qui l'entoure, mais seulement d'un regard superficiel. Elle reçoit passivement des informations, mais ne participe pas activement à ce qui l'entoure, n'est pas dans l'expectative de ces informations. La cacophonie constante la coupe de sa propre intériorité, ce qui fait qu'elle trouve insupportable de se retrouver seule face à elle-même. Elle recherche alors de nouveaux bruits et de nouvelles sensations pour apaiser ce sentiment de vide et de solitude existentielle. Sous l'emprise d'éléments extérieurs envahissants, Emma perd le contrôle d'elle-même. C'est là qu'elle en vient à demander à son enseignante de l'aider à se motiver, parce qu'elle est devenue spectatrice de sa propre vie, plutôt qu'actrice principale.

Avec un tel degré de stimulation, de bruits envahissants, l'émerveillement suffoque. Et alors l'enfant, l'adolescent, a du mal à intérioriser ce qu'il apprend, à approfondir ses connaissances, à écouter, à recevoir, à se montrer attentif aux besoins des autres, à établir un contact visuel, à réfléchir aux conséquences de ses actes, à faire preuve de discernement, à jauger une situation… Si nous voulons renverser cette tendance, nous devons amener ces jeunes à réapprivoiser le silence. Ce ne sera pas une tâche facile, car pour un individu surstimulé, le silence est assourdissant. C'est pourquoi on recommande de commencer très tôt à aménager des espaces calmes pour l'enfant, à éviter de l'exposer à des éléments qui ne respectent pas son rythme et qui pourraient l'étourdir, comme un spectacle, une ambiance musicale intense, des stimuli visuels rapides, etc. Autrement dit, l'environnement préparé doit offrir un bon équilibre entre silence, parole, images et sons. Les parents et les éducateurs sauront comment aménager de tels environnements s'ils apprennent eux-mêmes, dans le silence, à écouter et à entendre ce que demande la nature profonde de l'enfant, à tout moment. Fait étrange ou non, l'épidémie de TDAH coïncide avec l'augmentation exponentielle de l'usage des technologies au cours de l'enfance. Et même si des quantités astronomiques d'informations sont de plus en plus faciles d'accès, les adultes s'inquiètent chaque jour davantage de voir les enfants apprendre à un rythme trop lent. Romano Guardini nous avait bien prévenus :

> L'acquisition de connaissances et la maîtrise du domaine intellectuel atteignent des degrés incommensurables, au point où les humains se trouvent accablés sous le poids des connaissances accumulées [...], du même coup s'affaiblit cette profondeur qui émane de l'introspection, du regard et de l'expérience personnelle, de la compréhension de l'essentiel, de la perception de l'ensemble, de l'expérience même et des sentiments qu'elle suscite. Cette profondeur ne peut s'acquérir que par le choc que provoque en nous la contemplation ; ce qui exige de la tranquillité, du repos, de la concentration[3].

Bien entendu, on oublie trop souvent d'inclure la variable *silence* dans l'équation de l'apprentissage. Revenons à la formule d'Einstein :

$$A \ (réussite) = X \ (travail) + Y \ (jeu) + Z \ (savoir \ se \ taire)$$

Le silence compte pour beaucoup dans l'apprentissage et est nécessaire à la réflexion, une caractéristique propre à l'être humain. Une personne qui vit sans silence néglige cette faculté fondamentale : celle d'exister en tant qu'animal pensant. Non seulement le bruit rend sourd, mais il étouffe le questionnement qui survient normalement quand on s'émerveille devant la réalité telle qu'elle est. Si l'on veut apprendre, il est nécessaire non seulement de bien capter les informations, mais aussi de les assimiler, de les intérioriser. Et pour ce faire, il faut bénéficier de suffisamment de tranquillité : il faut « savoir se taire », comme le dit Einstein. En langage du XXIe siècle, cela signifie qu'il faut aussi savoir éteindre les appareils numériques.

Le silence influence également la capacité de nos enfants à obéir. Obéir n'est pas seulement *faire ce qu'on nous demande de faire « parce que c'est comme ça »*. Un jour, on m'a parlé d'une série de cours intitulée « Dix techniques pour que votre enfant vous obéisse ». Le titre sous-entend, à tout le moins, qu'on parle d'une approche mécaniste. Mais pour que l'enfant soit préparé à obéir, l'adulte doit d'abord s'assurer que deux conditions incontournables sont remplies : 1) entre cet adulte et l'enfant, il doit exister un lien de confiance solide[*] ; 2) l'enfant doit *savoir écouter*, à partir d'un silence intérieur. Quand ces deux conditions sont réunies, alors nous pouvons exiger que l'enfant obéisse. Bien sûr, on peut demander gentiment, on peut « faire passer la pilule », mais ces deux conditions sont primordiales. Inversement, si l'enfant est saturé, étourdi par le bruit, il sera incapable d'entendre nos demandes, et encore moins d'y répondre. Si les deux conditions primordiales ne sont pas présentes, il ne sert à rien de punir l'enfant désobéissant. Peu importe le châtiment, l'enfant percevra celui-ci comme une agression et réagira violemment, ce qui créera un cercle vicieux et compliquera toujours plus la tâche des parents.

---

[*] Le lien de confiance solide est synonyme du « lien d'attachement sécurisant » mentionné précédemment.

Si, comme nous venons de l'expliquer, le silence est si important, pourquoi entourons-nous nos enfants d'écrans à longueur de journée ?

Un magazine portant sur les nouvelles technologies « pour la classe du XXIe siècle » contient le message publicitaire suivant, à propos d'appareils destinés à des élèves aussi jeunes que quatre ans :

Voici l'ActivTable : cet appareil interactif est l'une des applications les plus sensationnelles du concept ActivClassroom [...]. Cette table unique en son genre comporte un écran intégré parmi les plus grands sur le marché : pas moins de 115 centimètres [...]. De plus, les enfants peuvent l'utiliser pour travailler, grâce à sa boîte à outils qui comprend différents claviers, un navigateur Internet, des fonctions mathématiques [...]. En vedette, la table offre la fonction ActivBoard 500 Pro pour tableau blanc interactif (TBI) avec technologie multitactile [...] qui permet à plusieurs élèves de travailler simultanément sur la même surface. [...] Et ce n'est pas tout ! La table est munie d'un système de son intégré. ActivExpression2 est un système de réponse grâce auquel les élèves peuvent rédiger des réponses complètes aux questions de leur enseignant : le clavier QWERTY permet de répondre par des phrases, des chiffres, des symboles, des équations mathématiques, des « vrai ou faux », et plus encore ! Sa largeur d'écran, son rétroéclairage et son interface similaire à celle d'un Smartphone assurent une utilisation facile et intuitive. [...] Le module ActivEngage permet aux élèves de participer aux activités de groupe : les élèves peuvent ainsi répondre à des questions en temps réel depuis leur ordinateur portable, leur tablette ou tout autre terminal mobile portatif. L'enseignant projette la question devant la classe (sur TBI) à l'aide du logiciel ActivInspire de Promethean, et les élèves peuvent cliquer sur la réponse de leur choix à l'aide de leur souris et de leur appareil personnel[4].

Inutile de souligner la dépense que représente l'achat d'un tel arsenal par une école, sans compter qu'il s'agit parfois, ni plus ni moins, d'un investissement pour épater la « clientèle ». Or, ce virage numérique nourrit de faux espoirs chez les parents : avec *Baby Einstein*® et la croyance que « le plus tôt sera le mieux », ils en viennent à se persuader que leur enfant sera désavantagé si l'on ne lui met pas entre les mains une tablette numérique dès ses deux, trois ou quatre ans. Mais notre enfant ne manquera pas le bateau de la technologie. Parce que c'est impossible de le rater. Il en passe un toutes les secondes ! Et au rythme où bougent les choses, chaque nouveau « bateau » technologique qui passe est déjà obsolète après avoir avancé de 500 mètres. La plupart des technologies de pointe présentes dans la vie d'un enfant de trois ans n'existeront probablement plus quand il entrera à l'école secondaire, ou à l'université, ou sur le marché du travail. Ce qui veut dire qu'on perd son temps en initiant l'enfant à des technologies en très bas âge. Dans le meilleur des cas, elles seront considérées « vintage ». Personne n'a eu besoin d'utiliser le premier modèle de Motorola, qui avait la taille d'une chaussure, pour être capable d'utiliser presque instantanément un iPhone au moment de sa sortie sur le marché. Le fait que les enfants savent intuitivement se débrouiller avec la technologie ne nous montre pas qu'ils sont plus intelligents que nous l'étions à leur âge. Ce sont les concepteurs de ces appareils qui sont brillants : ils mettent au point des technologies dont l'utilisation est aussi facile qu'un jeu d'enfant. Et si, dans quelques années, on navigue encore sur Internet comme on le fait aujourd'hui, alors nos enfants apprendront à le faire en trente secondes, quand ils seront suffisamment matures pour gérer leur temps de navigation, pour filtrer les contenus, pour comprendre la notion de vie privée, et pour organiser l'information en fonction de critères basés sur leurs expériences avec des personnes réelles, dans des situations réelles, et dans le monde réel.

De fait, certains hauts dirigeants d'entreprises multinationales en technologie basées dans la Silicon Valley envoient leurs enfants dans des écoles d'élite qui se vantent de n'utiliser aucune technologie dans leurs classes[5]. Leur clientèle se compose de parents travaillant chez eBay, Google, Apple, Yahoo et Hewlett-Packard… et dont les enfants n'ont jamais fait de recherche dans Google. Ces élèves écrivent au crayon à mine sur du papier, et leurs enseignants utilisent un tableau noir traditionnel. Il n'y a pas un seul écran dans toute l'école, et l'établissement déconseille l'usage d'écrans à la maison. Pourquoi ? Les ordinateurs inhibent la pensée critique, déshumanisent l'apprentissage et les interactions, et raccourcissent la durée d'attention des élèves. M. Eagle, parent d'un élève d'une de ces écoles, et lui-même diplômé en informatique et cadre en communication chez Google, explique :

L'idée que mes enfants apprendront mieux à lire ou à faire des maths grâce à une application pour iPad, c'est ridicule. [...] La technologie a sa place, mais en temps et lieu. [...] De toute façon, c'est tellement facile d'utilisation ! C'est comme apprendre à se brosser les dents. Chez Google, et partout où l'on conçoit ce genre de technologie, on fait tout sur mesure « pour les nuls ». Il n'y a rien à craindre : vos enfants se débrouilleront très bien quand ils seront plus vieux.

C'est bien connu, Steve Jobs limitait l'utilisation que ses enfants faisaient de la technologie. Un article récent paru dans le *New York Times*[6] explique que les parents de la Silicon Valley sont les premiers à vouloir réduire, et même interdire, l'accès de leurs jeunes enfants à la technologie ; ils vont jusqu'à exiger que les nounous de leurs enfants signent un contrat interdisant l'usage du téléphone cellulaire pendant le temps de garde. Un autre article[7] explique qu'aux États-Unis, c'est surtout dans les écoles publiques que s'est normalisée l'utilisation des tablettes numériques, alors que les écoles privées de la Silicon Valley ne les utilisent pas, étant donné les préoccupations des parents quant aux effets néfastes de la technologie sur le cerveau de leurs enfants. Ces parents, dont plusieurs sont des dirigeants d'entreprises technologiques, peuvent se permettre « le luxe des relations interpersonnelles ». L'article conclut : la brèche numérique n'est pas là où on l'attendait.

De récentes études confirment que le concept de « natif numérique » n'a aucun fondement. Selon cette « hypothèse », les natifs numériques bénéficieraient d'avantages cognitifs ayant des retombées positives sur leur apprentissage, par rapport à la génération qui les précède. Par exemple, il y aurait un gain en ce qui concerne le multitâche technologique. Malgré sa popularité, plusieurs études remettent en question ce concept depuis 2008. En effet, un rapport publié par un groupe de chercheurs universitaires[8] estime qu'on accorde beaucoup trop d'importance à la notion de natif numérique. S'il reconnaît que les jeunes font preuve d'une familiarité et d'une agilité technique impressionnantes au contact des nouvelles technologies, le rapport conclut toutefois que ces mêmes jeunes dépendent trop des moteurs de recherche, et qu'ils manquent des compétences critique et analytique requises pour comprendre la valeur et l'originalité des renseignements présents dans Internet. En définitive, le rapport considère que ladite « génération Google » ne possède pas, en fait, le degré de littératie numérique qu'on lui attribue. En 2017, la revue *Teaching and Teacher Education* publiait un article pour lequel les auteurs avaient passé au peigne fin la littérature existante sur la notion de natif numérique[9]. Ceux-ci concluaient que le concept manquait de fondement scientifique. La croyance selon laquelle une personne née à l'ère des technologies numériques aurait des aptitudes cognitives supérieures, en termes d'utilisation de ces technologies, est un mythe. Et le multitâche en est un autre.

Il n'est pas question ici de diaboliser les nouvelles technologies. Ce serait mal interpréter ce qui est en jeu quand on décide de retarder leur utilisation chez les jeunes. Il s'agit de nous montrer extrêmement prudents pour ne pas étouffer l'émerveillement de nos enfants, car c'est l'élan intérieur qui les amène à se questionner, à s'intéresser, à imaginer, à chercher, à découvrir, à inventer… Bref, c'est ce qui leur permet de penser : une caractéristique propre aux êtres humains.

La lecture est une des activités qui se déroulent dans le silence extérieur, comme en parle Nicholas Carr dans son article « Google rend-il bête ? Ce qu'Internet fait à notre cerveau » :

> Dans l'espace paisible qui se crée lorsque nous lisons un livre de façon soutenue, sans distraction (ou lorsque nous faisons n'importe quoi de contemplatif, d'ailleurs), nous faisons librement des associations, des analogies, nous faisons nos propres déductions, nous nourrissons des idées qui nous sont propres[10].

Avant que l'informatique les ait rendus muets de stupeur à force de ne plus rien faire sans un logiciel, et avant qu'ils cèdent à l'irrésistible habitude de papillonner d'appli en appli et de site Web en site Web, nos enfants doivent renforcer leurs habitudes de lecture. Lire, ça met de la vie dans le jardin intérieur, ça enrichit la pensée critique et la capacité de réfléchir, de contempler, de s'émerveiller. La lecture : voilà le bateau sur lequel nos enfants devraient s'embarquer, et nous devons nous assurer qu'ils ne le manquent pas, parce que celui-ci ne s'arrête pas souvent au cours de la vie. Mais s'ils le prennent, il peut les mener loin.

13

LE RITUEL

> — *Qu'est-ce qu'un rite ? dit le petit prince*
> — *[…] C'est ce qui fait qu'un jour est différent*
> *des autres jours, une heure, des autres heures.*
> Le renard au petit prince,
> dans *Le Petit Prince*, d'Antoine de Saint-Exupéry

L'émerveillement donne un sens à la routine. Qu'est-ce que la routine ? C'est la répétition de gestes utiles et structurés, parfois chronométrés et encadrés. Ces gestes sont quelquefois nécessaires, par exemple, pour maintenir l'ordre dans un groupe, une famille, une classe, ou pour donner aux enfants un sentiment de sécurité, car la routine permet aux enfants de savoir à quoi s'attendre. Qu'on le veuille ou non, la vie consiste principalement en une succession de gestes répétitifs. On se lève, se douche, s'habille, puis on mange son petit déjeuner, on se rend au travail, on prend son repas de midi, on rentre chez soi, on dîne, puis on dort pendant quelques heures, avant de se réveiller pour répéter la même routine, jour après jour.

La routine n'est pas une mauvaise chose en soi. En fait, selon Maria Montessori, la répétition, c'est le secret de la perfection chez l'enfant. Il faut bien noter que le concept de perfection auquel Montessori fait allusion ici est défini comme un état qui obéit aux lois de l'enfant, à sa nature profonde, et non aux diktats arbitraires de la société. Mais pour atteindre cette perfection, est-ce que n'importe quelle répétition est valable ? La répétition qui n'a pas de « sens » risque d'aliéner l'enfant, et nous tous, d'ailleurs. Cette répétition mécanique devient une fin en soi, plutôt qu'un moyen orienté vers une fin qui respecte notre nature profonde. L'enfant s'habitue alors à faire les choses machinalement, sans prendre conscience de ce qu'il fait, sans y voir un sens, sans y mettre le cœur, les émotions ou l'intelligence. Il ne peut pas, ce faisant, intérioriser ce qu'il fait, et donc ne peut pas apprendre. Une répétition machinale place l'enfant dans la position d'objet passif plutôt que dans celle de véritable acteur. Et par conséquent, les actions seront modelées dans la rigidité et les limitations, plutôt que d'émaner de la créativité et de l'imagination. L'enfant acquerra des habitudes par contrainte, voire par dépendance, en réponse à un entraînement dépourvu de « moteur » ; mais ses habitudes ne seront pas le résultat d'une véritable éducation.

Dans *Hamlet*, Shakespeare parlait de la coutume comme d'un monstre qui « dévore le bon sens et la raison ». Mais c'est différent si la routine est porteuse de sens. Nous l'appellerons *rituel*. Quand le petit prince demande au renard ce qu'est un rite, le renard répond :

« C'est ce qui fait qu'un jour est différent des autres jours, une heure, des autres heures. »

Pourquoi l'enfant trouve-t-il tant de satisfaction à répéter des gestes en apparence insignifiants ? Comme agiter la main pour dire au revoir à papa quand il le laisse au service de garde, le matin ; s'aplatir le nez contre la fenêtre exactement de la même façon chaque fois qu'il salue quelqu'un dehors ; laisser sa mère le chatouiller quand elle le sèche au sortir du bain ; la laisser lui tenir la main tandis qu'il saute du siège d'auto et qu'elle compte « un, deux, trois ! » ; laisser son père le chatouiller avec sa barbe quand il vient le border, après qu'il lui a lu pour la centième fois la même histoire. Toutes ces habitudes ravivent chaque fois son plaisir. Car pour l'enfant, le temps ne passe pas. C'est l'enfant qui passe à travers la vie.

Qu'est-ce qui différencie spécifiquement une routine aliénante d'un rituel que l'enfant trouve si intéressant et signifiant ? En un mot, le rituel, c'est la routine *humanisée*.

L'enfant s'émerveille quand il associe le rituel à des moments passés en compagnie d'êtres chers, de camarades de classe, de frères ou de sœurs, de grands-parents… C'est ce qui rend la routine plus humaine et lui donne un sens, et c'est ce qui le fait s'émerveiller, lui donne soif de connaître ce qui l'entoure.

Le renard explique au petit prince que le rituel peut transformer une vie monotone en une série d'occasions de s'émerveiller :

Ma vie est monotone. Je chasse les poules, les hommes me chassent. Toutes les poules se ressemblent, et tous les hommes se ressemblent. Je m'ennuie donc un peu. Mais, si tu m'apprivoises, ma vie sera comme ensoleillée. Je connaîtrai un bruit de pas qui sera différent de tous les autres. Les autres pas me font rentrer sous terre. Le tien m'appellera hors du terrier, comme une musique. Et puis regarde! Tu vois, là-bas, les champs de blé? Je ne mange pas de pain. Le blé pour moi est inutile. Les champs de blé ne me rappellent rien. Et ça, c'est triste! Mais tu as des cheveux couleur d'or. Alors ce sera merveilleux quand tu m'auras apprivoisé! Le blé, qui est doré, me fera souvenir de toi. Et j'aimerai le bruit du vent dans le blé[1]…

C'est le fait d'associer la répétition d'un geste ou d'un événement avec la présence d'un être cher qui humanise la routine et la transforme en rite. Et dans la petite enfance, la dimension humaine est essentielle à l'apprentissage.

14

L'ÉDUCATEUR, TREMPLIN POUR L'EXPLORATION

Pour que l'enfant garde vive sa faculté innée d'émerveillement, [...] il a besoin de la compagnie d'au moins un adulte avec qui partager son émerveillement, avec qui redécouvrir la joie, l'intérêt et le mystère du monde où nous vivons.
Rachel Carson,
Le Sens de l'émerveillement

C'est toujours bouleversant de penser que la personnalité de l'adulte commence par se construire dans les bras de ses parents.
Jean-François Chicoine,
Le Bébé et l'Eau du bain

Il y a quelques années, un journal bien connu publiait une liste des phrases les plus fréquemment entendues dans les parcs de la ville. La phrase la plus souvent répétée était : « Regarde, maman ! » Rien de surprenant, puisque les enfants explorent et interprètent le monde en utilisant comme point d'ancrage les personnes qui les aiment et en qui ils ont confiance. C'est leur façon d'apprendre. Si l'on observe attentivement un enfant de six mois, on verra que devant un étranger, il regarde d'abord l'étranger, puis sa mère, puis de nouveau l'étranger, puis encore une fois sa mère. Comme s'il demandait la permission, ou envisageait l'inconnu à travers le regard de sa mère. Ce processus amplement étudié en psychologie porte le nom d'« attention conjointe ». Quand l'enfant découvre quelque chose de nouveau, il ressent le besoin de le partager avec ses parents afin de lui donner un sens. Il a besoin de l'incorporer à ses schémas mentaux préexistants. C'est un processus qui se déroule parfois en silence : il prend la forme d'un regard discret à sa mère, son père, ou toute personne qui passe beaucoup de temps avec lui. L'enfant voit la réalité à travers leur regard. En effet, quand il lui arrive une chose qui sort de l'ordinaire, le premier réflexe de notre enfant est de nous regarder. Si notre regard est apeuré, l'enfant aura peur. Si notre regard est contrarié, l'enfant sera contrarié. Si nous rions, il trouvera la situation amusante. Ce réflexe naturel qu'a l'enfant de regarder les yeux de ses parents est plus efficace que n'importe quel discours. L'environnement est un facteur qui influencera sa façon d'agir. Cependant, ce qui pèse encore davantage dans la balance, c'est sa perception de ce que nous, ses éducateurs, comprenons et pensons de cet environnement. Oui, notre façon d'aborder le monde qui nous entoure influence énormément nos enfants, que nous le voulions ou non. Comme l'explique Dan Siegel : « Au lieu de s'acharner à offrir un excès de stimulation sensorielle durant les premières années du développement, il faudrait se préoccuper davantage des modes d'interaction entre l'enfant et l'adulte. » C'est un fait largement connu que l'enfant cultive sa curiosité à travers ses interactions avec la personne qui s'occupe de lui[1]. L'enfant nous observe constamment, comme le souligne avec humour Robert Fulghum : « Ce qui est le plus à craindre, ce n'est pas que votre enfant ne vous écoute jamais, c'est qu'il vous regarde toujours. »

Nous l'avons déjà dit, les éducateurs (parents, enseignants, etc.) sont des médiateurs, alors que l'enfant est le premier acteur de son éducation. Mais cela ne veut pas dire que les éducateurs sont sans importance. En fait, ils jouent un rôle clé dans l'apprentissage. Très tôt dans sa vie, l'enfant côtoiera des éducateurs qui, discrètement, aménageront son espace éducatif. Ils serviront d'ancrage à ses explorations, d'intermédiaires entre les expériences sensorielles de l'enfant et l'interprétation qu'il fait de ces expériences. Quand l'enfant commence à explorer le monde, ses éducateurs sont pour lui un point de référence, dans la mesure où ils l'aident à donner un sens à ses apprentissages. Plus tard, quand l'enfant entre à l'école, l'éducateur doit adapter son rôle aux nouvelles circonstances de sa vie. L'enfant d'âge scolaire est prêt à acquérir des connaissances plus abstraites et plus complexes, et il convient de lui exposer certaines notions de façon ordonnée, dirigée par un enseignant. Il faut comprendre où se situe l'enfant, quelles sont ses connaissances préexistantes, et adapter les nouvelles notions à ce qu'il est disposé à comprendre à chaque instant. À ce stade, l'éducateur doit être passé maître dans l'art d'aider l'enfant à traverser le processus qu'on appelle en pédagogie « étayage » ou « échafaudage ». Pour l'enfant, chaque nouvelle notion doit être contextualisée et assimilée, voire agencée, tel un morceau de casse-tête, à ce qu'il sait déjà. La personne intermédiaire est extrêmement importante, car elle peut l'aider à trouver un sens à cette « assimilation ».

Le processus d'apprentissage est effectivement semblable à un échafaudage. Comme nous le disions précédemment, l'enfant bâtit son savoir à partir de ses connaissances antérieures. C'est lui qui érige l'échafaudage, *mais il ne peut pas en dessiner les plans.* C'est là qu'entre en jeu l'enseignant adroit : cet enseignant sait qu'avant d'apprendre à multiplier, il faut d'abord savoir additionner, et qu'à l'âge de deux ans, mieux vaut jouer à toucher, à observer, qu'apprendre à additionner. L'enseignant sensible, qui fait preuve de finesse d'esprit, comprend qu'observer une feuille qui tombe d'un arbre peut être le prélude à un intérêt pour la loi de la gravité. Cet enseignant sait que l'enfant pourra voir la beauté d'un théorème seulement si sa compréhension antérieure des mathématiques lui permet de saisir la logique de ce théorème, et de percevoir la beauté de cette logique. Des études confirment que l'acquisition de savoirs chez un jeune élève ne peut pas se fonder uniquement sur la découverte spontanée. L'apprentissage par la découverte doit, à ce stade, être jumelé à l'enseignement dirigé[2]. Ce qui est tout un art ! Et le vrai artiste de l'éducation, c'est l'éducateur sensible. Dommage qu'on reconnaisse difficilement l'importance de la sensibilité, à moins d'être soi-même déjà véritablement sensible.

Cependant, comme nous vivons à l'ère des technologies, la mode actuelle en éducation est d'accorder davantage d'importance aux méthodologies, aux applications numériques et à l'informatique qu'au contenu et à l'enseignant. Que faut-il en penser ? Une étude conduite par le cabinet McKinsey[3] et publiée en 2007 comparait vingt-cinq systèmes d'éducation reconnus pour leur réussite ; le niveau d'investissement en éducation variait entre les différents pays étudiés, mais les chercheurs se sont intéressés à ce que tous ces systèmes avaient en commun. Pour conclure : « La qualité d'un système d'éducation ne dépassera jamais celle de ses enseignants. »

Pourquoi pas ? Parce que c'est l'enseignant qui est le mieux à même de percevoir, à travers les yeux grand ouverts de ses élèves, toutes les possibilités qui s'offrent à chacun d'eux. L'enseignant connaît et aime la matière qu'il enseigne, et peut la transmettre avec passion, intuition et sensibilité : des qualités dont aucune technologie numérique ne peut se vanter, peu importe combien d'argent on y investit dans la Silicon Valley.

Dans cet esprit, on comprendra pourquoi les jeunes enfants ne sont pas émus par les histoires enregistrées sur CD. Il se peut que nous achetions ces CD parce que nous manquons de temps pour faire la lecture à nos enfants, mais ils finiront par rester dans leur boîtier. Pour la même raison, des études démontrent que les nourrissons ne peuvent pas apprendre de nouveaux mots ou une langue seconde à l'aide de DVD, peu importe la valeur éducative du contenu. L'écoute de CD ou le visionnement de DVD peut toutefois favoriser l'apprentissage de contenus spécifiques après l'âge de deux ans, pour autant qu'un adulte agisse comme intermédiaire entre l'enfant et le médium numérique[4].

Il existe également d'importantes preuves que le visionnement de contenus vidéo peut engendrer un déficit d'apprentissage chez les poupons et les jeunes enfants. S'il apprend à l'aide de DVD plutôt qu'à partir de démonstrations vivantes, l'enfant peut éprouver des difficultés à transposer les nouvelles notions (apprises en deux dimensions) à sa réalité (qui, elle, est en trois dimensions)[5]. C'est pourquoi il est crucial que l'intermédiaire entre les tout-petits et le monde qu'ils découvrent soit une personne qui les aime, *pas un écran*.

De plus, tant que nous agissons comme intermédiaires entre notre enfant et ce qu'il découvre aux premières années de sa vie, nous nous mettons en position avantageuse pour qu'il nous prête crédibilité une fois qu'il entrera dans l'adolescence, comme l'expliquait Dorothy Canfield Fisher en 1914 :

> Si [la mère] a cherché, en même temps que son enfant, à comprendre avec lui pourquoi les pissenlits envahissaient les pelouses chaque été, et pourquoi le tabouret à trois pattes pouvait rester debout si on le plaçait sur un sol en pente, il est fort probable que plus tard, quand viendront les grandes questions, les grands mystères et les dures désillusions, elle puisse avoir la poignante satisfaction, dans les moments d'épreuve, de sentir la main de son enfant attraper la sienne instinctivement. Et il n'existe pas de plus belle récompense que celle-là pour couronner tous les efforts d'une vie de mère[6].

15

LE MYSTÈRE

*Le plus beau sentiment qu'on puisse éprouver,
c'est le sens du mystère. Il est la source de
tout art et de toute science véritable.*
Albert Einstein

*— Maman, comment la petite souris fait
pour savoir quand un enfant perd une dent?
— Je sais pas, répond la mère, prise au dépourvu par la
question-surprise de sa fille de sept ans. J'imagine que
c'est la maman qui la prévient, mais je n'en suis pas sûre.
— Lui as-tu dit, toi, à la petite souris?
demande la fillette, tout excitée.
— Non, non, jamais!
— Mais comment petite souris s'est-elle rendu compte
que j'avais perdu une dent? insiste la fillette.*

— Peut-être qu'elle a des amies dans les murs de la maison qui lui disent tout, répond la mère dans une seconde tentative de mettre fin à cette conversation embarrassante.

— Pour de vrai ? Est-ce qu'y a vraiment d'autres souris dans les murs ? Si oui, je veux pas dormir toute seule. J'ai peur, maman…

— Écoute, oublie tout ça ! C'est juste une histoire que j'ai inventée. N'aie pas peur, ma chérie.

— Mais comment la petite souris fait-elle pour savoir quand ça arrive, d'abord ? persiste la petite.

— Tu sais quoi ? C'est un mystère ! s'exclame la mère en désespoir de cause, impatiente de se mettre à table pour dîner.

— Ah ! Là, je comprends !

Les enfants tiennent pour acquis l'existence du mystère. Ils ont une affinité naturelle avec lui parce qu'il nourrit et ravive leur soif de connaissance. Qu'est-ce que le mystère ? Le mystère n'est pas simplement ce qu'on ne comprend pas. C'est ce qu'on n'a jamais fini de connaître. C'est comme un petit point de lumière dans une obscurité insondable. Lorsqu'on approfondit le mystère, le petit point de lumière s'agrandit toujours de plus en plus, mais on ne le comprend jamais complètement. C'est, en quelque sorte, une possibilité infinie de connaître. Donc, les enfants s'émerveillent devant le mystère parce qu'ils y voient une occasion de toucher l'infini. Comme les enfants s'émerveillent dès leur naissance, et comme l'émerveillement est un désir de savoir, cette possibilité infinie de connaître suscite chez eux de l'émerveillement.

Les adultes, pour leur part, n'éprouvent aucun intérêt pour le mystère : ils préfèrent tout rationaliser, tout réduire à la mesure de ce qu'ils sont capables de comprendre. Les enfants n'ont pas ce handicap parce que, sachant qu'ils sont petits, ils ne s'imaginent pas pouvoir tout comprendre tout de suite. Ils abordent le mystère avec humilité et émerveillement, avec une saine incertitude. Les fanatiques n'aiment pas l'incertitude. Ils sont si sûrs d'eux-mêmes qu'ils sont incapables de voir ce qui les entoure et d'en tirer des leçons. Un fanatique approuve une chose seulement si elle vient confirmer ce qu'il croit déjà savoir. Les enfants, de leur côté, apprennent continuellement, parce qu'ils sont à l'aise avec l'incertitude, avec le mystère. Ils n'ont pas de préjugé et abordent la réalité avec humilité, gratitude et ouverture. Certains adultes diront que les miracles n'existent pas, mais les enfants perçoivent chaque chose comme un miracle, parce qu'ils ne tiennent rien pour acquis. Quand leur sens de l'émerveillement rencontre le mystère, leur compréhension des choses peut s'aventurer bien au-delà du rationnel. Max Planck, qui a reçu le prix Nobel de physique en 1918, disait que l'avancement de la science consiste à buter sur un nouveau mystère chaque fois que nous croyons avoir résolu un problème fondamental[1]. À l'inverse, une personne qui rationalise constamment, au point de rejeter tout mystère, a une vision réduite du monde. Chesterton disait : « Le mysticisme garde les hommes sains. Tant que vous avez du mystère, vous avez la santé ; quand vous détruisez le mystère, vous générez de la morbidité. [...] Le fou n'est pas l'homme qui a perdu la raison. Le fou est celui qui a tout perdu, sauf la raison. […] Sa pensée évolue dans un cercle parfait mais étroit[2]. »

Par conséquent, il est important pour les adultes de prendre des précautions pour éviter d'entraver cette ouverture au mystère chez l'enfant. C'est ce qui peut se produire lorsque nous mettons trop l'accent sur l'explication rationnelle des choses, sur le moindre détail d'un mécanisme, dans le but d'accélérer le développement ou la maturation de nos enfants. En détaillant excessivement les magnifiques réalités de la vie, comme la sexualité, nous risquons de les banaliser. Il est donc préférable d'exposer l'enfant graduellement aux questions de la mort, de la sexualité et de la souffrance, au rythme des étapes de son évolution et en laissant suffisamment de place au mystère.

Par exemple, il serait triste de réduire une chose aussi grandiose que le mystère de la mort à quelque chose d'aussi petit qu'une urne de cendres. Perdre le sens du mystère contribue aussi à la perte de l'innocence, avant que nos enfants y soient prêts.

Jean Guitton, philosophe français, a dit qu'« une vérité apprise trop tôt par un être en devenir, et mal rapportée aux autres vérités, devient erreur et cause scandale. »

Si nous ne leur expliquons pas tout, nos enfants risquent-ils de prendre du retard ? D'être mis à l'écart ? Nous sommes en face d'un grand dilemme. Soit nous essayons de protéger nos enfants de ce qui n'est pas convenable pour eux (en adaptant leur environnement à leurs besoins, à leurs rythmes et stades de développement), soit nous accélérons leur développement du mieux que nous pouvons parce que « C'est inévitable, ils vont bien finir par le savoir de toute façon ». Dans cette perspective, il est inutile de s'opposer à ce que des images pornographiques soient visibles en vitrine des magasins, ou d'engager un débat de société sur la question de l'accès des enfants à Internet par l'intermédiaire du Smartphone, sur le nombre d'heures qu'ils passent à visionner des séries télé inappropriées pour leur âge, et sur les poses sensuelles qu'on leur fait prendre en couverture des magazines de mode. « De toute façon, ils vont finir par tout voir et tout savoir. » Ou « Mieux vaut qu'ils soient au courant, au cas où… On voudrait surtout pas qu'ils soient les derniers de leur classe à le savoir. » Se contenter d'arguments aussi conformistes et fatalistes, c'est jeter l'éponge, renoncer à éduquer l'enfant en fonction de ses besoins réels. C'est abréger leur enfance, précipiter leur évolution, les scandaliser plus qu'il ne le faut, et tuer leur sens du mystère : quelle triste vision de l'éducation !

Il n'y a rien d'anormal à vouloir protéger le regard de notre enfant de ce qui n'est pas approprié pour lui ; il ne s'agit ni de prohibition ni d'une attitude puritaine. Il s'agit simplement d'établir un ordre de priorité qui s'en tienne à l'essentiel au cours des premières années de vie de l'enfant. Selon le chercheur et pédiatre Dimitri Christakis, un des effets néfastes des écrans est qu'ils créent ce qu'il appelle « l'effet de déplacement »[3]. Quel est donc cet effet ? Le temps que passe l'enfant en face d'un écran ne peut être consacré à d'autres activités qui seraient pourtant plus favorables à son développement, comme interagir avec ses proches, s'adonner à un jeu créatif[4] ou à la lecture. Des études confirment d'ailleurs que les enfants qui passent beaucoup de temps en face d'un écran sont moins susceptibles de lire des livres que ceux qui sont peu exposés à des écrans[5]. Un récent rapport de ParticipACTION[6] indique aussi que la tendance actuelle qu'ont les enfants à adopter un style de vie généralement sédentaire est liée à leur usage abusif des écrans. Il faut leur proposer d'autres activités de qualité afin de diriger leur regard vers la beauté. C'est notre rôle de leur offrir un éventail de choix, et il en existe d'excellents, puisque nous sommes entourés de belles choses. Avec une bonne dose d'émerveillement, nous les trouverons sans difficulté.

16

LA BEAUTÉ

La beauté est mystérieuse aussi bien que terrible.
Dieu et le diable se battent pour elle et le champ
de bataille est le cœur des hommes.
Mitia Karamazov à son frère Aliocha,
dans *Les Frères Karamazov*, de Fiodor Dostoïevski

La lumière du beau précède celle de la raison.
Thomas De Koninck

Qu'est-ce qui provoque l'émerveillement ? Nous avons dit que l'enfant s'étonne de choses qui *sont*, mais qui auraient tout aussi bien pu *ne pas* être. Mais qu'y a-t-il donc de merveilleux dans le fait qu'une chose *soit* ? Divers philosophes de l'Antiquité ont énuméré les propriétés de l'« être ». Parmi elles, ils trouvèrent la Beauté[*]. On peut donc affirmer que la beauté est une des caractéristiques de l'être qui permettent l'émerveillement chez les enfants.

Qu'est-ce que la beauté ? Est-elle toujours une question de goût personnel ? La beauté à laquelle réfèrent les philosophes n'est pas une beauté purement esthétique qui s'ajuste au goût du jour. Elle n'a rien à voir avec la « beauté Botox » ou la beauté cosmétique de certaines célébrités. Elle n'est pas non plus passagère, comme la beauté qu'on attribue à ce qui est jeune, neuf ou nouveau. On parle alors de mode, plus que de beauté. Car la mode suit certains codes qui, d'un côté, nous contraignent et, d'un autre côté, ne correspondent pas nécessairement à la vraie beauté parce qu'ils ne résistent pas à l'épreuve du temps. La beauté-mode varie en fonction des goûts de chacun, ce qui nous fait dire : « C'est une question de goût. » La beauté-mode est profondément ancrée dans notre culture et nous détourne parfois de beautés plus intérieures, plus nobles, plus vraies et plus durables.

La beauté décrite par les philosophes, c'est la Beauté avec un grand « B ». Les Grecs anciens la définissaient comme *l'expression visible du Bon et du Vrai*. Ce n'est pas un hasard si Platon a écrit : « La puissance du bien s'est réfugiée dans la nature du beau. » En d'autres mots, connaître la Beauté, c'est connaître le Bon et le Vrai ; une connaissance captée d'abord par nos cinq sens avant d'atteindre notre intellect. Même si l'on a du mal à apprécier la Beauté, on ne devrait pas pour autant en conclure qu'elle n'existe pas objectivement. Par exemple,

------

[*] Sur cette liste figurent également l'unité, la vérité et la bonté.

Pythagore disait qu'il avait découvert la Beauté dans la mathématique. C'est parce qu'il en savait long sur le sujet qu'il a pu y trouver la Beauté, et l'apprécier à sa juste valeur. Si l'on ne trouve pas de beauté dans les maths, ce n'est pas parce qu'elle n'y est pas, mais parce que nous ne savons pas encore comment la détecter et l'apprécier. Notre ignorance dans un domaine peut faire en sorte que nos goûts personnels soient déconnectés de la réalité, et qu'on ne voie pas la Beauté qui s'y trouve. Andreï Tarkovski, le cinéaste soviétique dont les œuvres figurent souvent parmi les plus grands films de tous les temps, explique pourquoi certaines personnes ne parviennent pas à voir la Beauté quand elle s'offre à eux :

> Celui qui ne cherche pas la vérité, ou qui la trouve inopportune, ne peut pas voir la beauté. Mais la pauvreté spirituelle des gens qui condamnent l'art à première vue, le fait qu'ils ne soient pas prêts à envisager le sens et le but de leur existence sur un plan supérieur, tout cela se camoufle souvent sous des déclarations vulgaires et simplistes comme « Je n'aime pas ça ! » ou « C'est ennuyant ! ». Là-dessus, aucune discussion possible. Mais cela ressemble à la réaction d'un homme né aveugle à qui on décrirait un arc-en-ciel. Il demeure sourd à la peine que se donne l'artiste pour partager avec les autres une vérité qu'il a touchée.

Un autre exemple de Beauté qui se trouve à notre portée serait la vie de Mère Teresa de Calcutta, ou de quiconque a dédié son existence entière au soin des plus démunis. La Beauté de ces personnes ne correspond peut-être pas à la conception commune, plus vulgaire, que nous avons de la beauté au sens esthétique. Mais tout le monde peut voir de la Beauté en elles, malgré tout. Elisabeth Kübler-Ross explique :

> Les plus belles personnes que nous rencontrons sont celles qui ont connu la défaite, la souffrance, la lutte, la perte, et qui ont trouvé moyen de sortir du gouffre. Ces personnes ont une appréciation, une sensibilité et une compréhension de la vie qui les remplit de compassion, de douceur et d'un amour profond pour les autres. Les belles personnes ne sont pas le fruit du hasard.

On trouve la Beauté dans les bras d'une mère qui nous apporte amour et réconfort, dans un sourire insouciant et rayonnant de joie, dans la gentillesse d'un frère ou d'une sœur, dans la naissance d'un enfant, dans la splendeur de la nature. La Beauté éveille en nous une joie profonde, et pas seulement un sentiment passager d'attirance, de fascination ou de satisfaction. Le philosophe José Ortega y Gasset a écrit : « La beauté qui séduit coïncide rarement avec la beauté qui rend amoureux. » Il ne faut donc pas confondre la fascination (qu'exerce la séduction) et l'émerveillement (que suscite l'amour).

Qu'est-ce que la Beauté du point de vue d'un enfant ? Si la Beauté est l'expression de la bonté et de la vérité, ce qui est beau pour l'enfant serait tout ce qui est naturellement bon pour lui parce que cela respecte sa vraie nature, son ordre intérieur, ses rythmes, son innocence, sa soif innée d'apprendre, etc. Ce dont l'enfant a besoin (ce qui est bon et vrai pour lui) est naturellement beau pour lui. L'amour et le réconfort d'une mère viennent à l'enfant sous la forme d'un sourire, d'un regard affectueux. Le jeune enfant adopte d'instinct le rythme le plus approprié pour lui lorsqu'il s'immerge, ravi, dans l'observation de la nature. La découverte des couleurs passe par la Beauté des fleurs sauvages. La découverte du silence passe par le souffle intermittent du vent secouant le feuillage en forêt. Il est important que l'enfant puisse faire l'expérience de la Beauté à travers les choses du quotidien, sous leur vraie forme. Autrement dit, dans le monde réel, plutôt que virtuel. Par exemple, il est assez curieux qu'à l'école, on manque de temps pour montrer aux enfants comment attacher leurs lacets : certains établissements préfèrent même que leurs élèves portent des chaussures à Velcro. Pourtant, on trouve toujours le temps pour des activités structurées conçues pour développer la dextérité manuelle des élèves. Or, il n'y a rien comme la vie quotidienne pour apprendre de nouvelles choses. Si nous sortons l'apprentissage de son cadre, c'est-à-dire de la réalité quotidienne, il perd de son sens ! Il serait bon de nous demander s'il est pertinent de représenter le monde réel (le marché, les animaux, la nature, le jardin) au moyen de cartes-éclair, d'histoires ou de films qui montrent, par exemple, des cochons roses et des lapins à la Bugs Bunny. Une enseignante du primaire m'a raconté l'anecdote suivante :

> Un jour, j'ai demandé aux élèves de dessiner un lapin. Ils ont tous reproduit une sorte de Bugs Bunny, avec l'intérieur des oreilles rose. Un des garçons a dessiné un « vrai lapin », avec de la fourrure. Beaucoup de fourrure. Tous les autres enfants ont ri de son lapin, ils le trouvaient « laid ». C'est bizarre, non, qu'on considère parfois le réel comme étant laid, et l'artificiel comme étant beau ?

Beaucoup d'enfants sont éduqués dans un environnement artificiel et stérile. Ils apprennent par le biais de matériel pédagogique et d'équipements (écrans, cartes-éclair, etc.) qui viennent remplacer la réalité. Les enfants ont besoin que des personnes attentionnées et aimantes les aident à s'orienter dans le monde, comme nous le mentionnions précédemment. Remplacer un être cher par un écran, aux premières années de la vie, déshumanise l'apprentissage. Les études le confirment : les jeunes enfants n'apprennent pas à partir d'écrans, mais d'expériences sensorielles et de relations interpersonnelles. Ça ne veut pas dire que la technologie moderne est toujours fondamentalement malsaine. Elle ne l'est pas. Mais voyons les choses sur un autre plan, au-delà de la question simpliste « du bien et du mal ». Demandons-nous s'il est vraiment nécessaire qu'un jeune enfant débute ses apprentissages en passant par les nouvelles technologies. Certains enfants ont vu des lapins sur une tablette numérique, mais n'ont jamais touché, senti un vrai lapin… Est-il sage d'ouvrir à nos enfants les portes d'un monde artificiel avant de leur présenter le monde réel ? Nous devons redécouvrir la valeur d'une randonnée en forêt, d'une promenade en ville, d'une visite au marché ; nous devons trouver la patience de laisser nos enfants attacher eux-mêmes leurs lacets… Pour ces enfants qui n'ont vu des lapins que sur écran, les vrais lapins n'existent pas. Ne court-on pas le risque de voir le monde virtuel faire trop d'ombre à la réalité dans leur vie ?

Une fois que l'on comprend l'importance de la Beauté, on doit aussi prendre garde à ne pas tomber dans la surstimulation. Certaines personnes comprennent l'importance de la Beauté, mais la transmettent à leurs enfants avec urgence, en les bombardant sans trêve. À la première occasion, ils les gavent de musique classique, de visites au musée (afin qu'ils apprennent « sous pression » les grands noms de l'art), d'images hors contexte, de paysages et de couleurs sur écran, etc. Chaque chose a sa place et doit arriver en temps et lieu, selon l'âge de l'enfant. Et surtout, toute expérience devrait avoir lieu dans le monde réel plutôt que numérique, et être en lien avec la réalité quotidienne de l'enfant, afin qu'elle s'insère dans un contexte. Il est plus sain et plus instructif pour l'enfant d'observer pendant deux heures une feuille d'arbre tombée dans sa cour et de s'interroger sur elle, que d'apprendre sur un écran quels arbres poussent dans les forêts de l'Himalaya.

Nous pouvons parfaitement enseigner une myriade de notions aux enfants : des concepts, des noms qui rempliront leurs têtes comme s'ils étaient de petits ordinateurs. Mais nous devons vérifier que ces connaissances sont bien reçues à travers des expériences sensorielles et qu'elles sont précédées par l'émerveillement. Autrement, non seulement les notions ne seront pas assimilées à long terme, mais elles n'auront pas de sens pour eux. L'apprentissage sans émerveillement n'enseigne pas aux enfants à respecter profondément ce qui est commun et familier : ils ne s'intéresseront alors qu'à ce qui est nouveau, ce qui sort de l'ordinaire. C'est l'émerveillement qui nous fait contempler la réalité « ordinaire » avec humilité, gratitude, respect et admiration, et c'est ce qui préserve un sens du mystère. Logiquement, cette attitude influencera la façon de penser des enfants et leur fera respecter les adultes qui servent d'intermédiaires entre eux et le miracle de la réalité, tant en milieu familial qu'en milieu éducatif. Cette logique permet d'expliquer bon nombre des problèmes auxquels nous faisons face actuellement à la maison et en classe. Nous croyons, à tort, pouvoir les résoudre à l'aide de méthodes préconisant l'autoritarisme ou la permissivité.

L'émerveillement d'un enfant pour la Beauté qui l'entoure est une chose plus naturelle que nous pourrions le croire. Pas besoin de stimuler les enfants pour qu'ils voient la Beauté : ils savent l'apprécier d'eux-mêmes. L'enfant (tout comme l'adulte qui a gardé son cœur d'enfant) s'émerveille naturellement devant le caractère irrésistible de la Beauté. Il suffit de veiller à ce qu'il soit entouré de beaucoup de Beauté, tout en éliminant de son quotidien les éléments médiocres et vulgaires.

La Beauté n'est jamais imposée, parce que le regard innocent de l'enfant la perçoit sans effort, ou avec un effort négligeable comparé à la joie qu'elle provoque en lui. Nous n'avons qu'à la laisser venir à leur portée, comme le faisait Montessori pour ses jeunes élèves :

C'est la beauté du milieu et de toutes les petites choses qu'il contient qui invite l'enfant à agir, à multiplier ses efforts. La moindre chose doit être attrayante : les plumeaux sont colorés, ornés de petits rubans, les balais sont décorés de jolis dessins. Les petites brosses à dents sont attrayantes, tout comme les petits savons ronds ou rectangulaires, roses ou verts. Ces objets semblent appeler l'enfant : « Viens, touche-moi, prends-moi ; ôte donc la poussière de cette table luisante » ; « [...] Vas-y ! Balaye le plancher avec le plus joli des balais » ; « Venez donc, petites mains, plongez-vous dans l'eau et le savon. » Ainsi, c'est la beauté qui stimule les enfants, car elle est au diapason de la disposition de leur âme[1].

Aristote a fait un énoncé semblable : avant que les habitudes de la vertu soient complètement formées, certaines inclinations naturelles préexistent en nous – ce sont des germes de vertus. Les enfants sont mieux prédisposés que nous à ce qui est bon parce que leur intention est sincère et innocente. Par conséquent, les approches mécaniste et béhavioriste, qui consistent à *instiller* des habitudes dans l'enfant en lui faisant répéter machinalement certains gestes, ne respectent pas la vraie nature de l'enfant. Il est important d'imposer certaines limites à l'enfant, mais nous devons l'éduquer en gardant toujours en tête que son esprit est déjà fortement prédisposé à la vertu. Quand l'enfant se trouve entouré de cette sorte de Beauté qui est l'expression du bon et du vrai, il est plus facile pour lui d'acquérir des habitudes qui lui seront bénéfiques, à lui et aux autres. La Beauté est présente dans la gentillesse, la délicatesse, la compassion, la compréhension, la gratitude. Si l'enfant s'en trouve entouré, il l'assimilera tout naturellement parce que cela donne un sens à sa vie. Nous sous-estimons le pouvoir de la Beauté, en éducation comme dans la vie en général.

Quand je pense au pouvoir de la Beauté, je pense au jardin débordant de laitues et de tomates au centre de la cour d'école, que les élèves veillent à ne pas piétiner. Ils respectent cet espace presque autant que s'il était sacré. Ils jouent autour, mais avec vigilance. Quand je pense au pouvoir de la Beauté, je me remémore aussi la scène suivante : pour toutes sortes de raisons, nous nous rendons de temps en temps à une résidence pour personnes âgées. C'est un endroit d'une grande simplicité, presque austère. Mais il a un je-ne-sais-quoi…

difficile de l'identifier… qui le rend beau. Le bâtiment est situé en pleine nature, entouré de champs de blé et de forêts. On y ressent la paix, la sérénité, on y voit des sourires. Le personnel est amical et courtois. Les résidents déambulent dans une tenue simple, mais digne. Le dimanche, les hommes portent l'habit et la cravate, les femmes enfilent leurs bijoux et leurs plus jolies chaussures. On n'y organise pas de grande fête, pas plus qu'on n'y invite des personnalités connues. Mais ces petits détails agrémentent leur vie commune. On peut y voir des couples très âgés marcher main dans la main, dialoguer en silence. Tout récemment, j'ai appris que le gouvernement avait envoyé des inspecteurs étudier cette résidence parce que personne n'y mourait, ce qui allongeait la liste d'attente. Je me suis ensuite souvenue d'une citation de Dostoïevski : « L'humanité peut vivre sans la science, elle peut vivre sans pain, mais il n'y a que sans la beauté qu'elle ne pourrait plus vivre. Tout le secret est là, et toute l'histoire est là. »

La soif de Beauté fait partie de notre quête de sens, de notre nature profonde. Cependant, l'enfant, ou quiconque a encore l'émerveillement d'un enfant, peut la percevoir beaucoup plus aisément. Franz Kafka a déclaré dans un entretien : « La jeunesse est heureuse, parce qu'elle a la faculté de voir la beauté. La perte de cette faculté marque le début de la morne vieillesse, de la décrépitude, du malheur. » Ce à quoi son interlocuteur, Gustav Janouch, a répondu : « La vieillesse exclut donc toute possibilité de bonheur ? » Et Kafka de rétorquer : « Non, c'est le bonheur qui exclut la vieillesse », avant d'ajouter : « Celui qui conserve cette faculté de voir la beauté ne vieillit pas[2]. »

De nos jours, un des obstacles qui empêchent les enfants de voir la Beauté est leur manque de sensibilité. Nous avons déjà dit que la surstimulation de l'enfant sature ses sens et brime sa faculté d'apprécier ou de « sentir » la dimension esthétique de la vie. La surstimulation remplace l'émerveillement et empêche l'enfant d'accéder à la Beauté qui l'entoure.

17

LA SENSIBILITÉ

Les expériences sensorielles permettent aux jeunes enfants non seulement de comprendre le monde, mais aussi de se comprendre eux-mêmes par leurs sensations, à partir des événements vécus à travers leurs cinq sens. Tout ce qu'ils touchent, sentent, goûtent, voient et entendent – toutes leurs expériences du monde réel et toutes les relations qu'ils entretiennent avec des personnes – reste gravé dans leur esprit et leur âme. Tout cela contribue à construire leur mémoire biographique. Et cette mémoire participe à la construction de leur identité, de leur conscience de soi : un développement qui débute quand ils ont environ deux ans.

Nous pourrions définir la sensibilité comme une capacité à la fois de percevoir la réalité à travers les sens, et d'en capter la beauté. Tout comme on doit syntoniser une certaine longueur d'ondes pour capter le signal d'une station de radio, la sensibilité nous permet de « syntoniser » la beauté. Pour percevoir la beauté autour de lui, l'enfant doit en quelque sorte focaliser son attention sur tel ou tel aspect de la réalité. Une des raisons qui expliquent peut-être pourquoi les enfants sont plus aptes que nous à percevoir la beauté, c'est que leur connexion au monde est encore profondément sensorielle. Leur sensibilité leur permet de prendre plaisir aux choses simples, aussi « ordinaires » soient-elles.

Une défaillance sur le plan des sens peut faire obstacle à la sensibilité. Elle peut empêcher l'enfant de percevoir l'essence d'une chose. Il peut s'agir d'une défaillance biologique (par exemple, un trouble de l'ouïe ou de la vue) ou d'un environnement qui sature ses sens. Pourquoi ? Quel rôle joue la sensibilité dans le cercle vicieux du divertissement dont nous parlions plus tôt ?

Quand l'enfant est bombardé de stimuli (ou stimulé trop intensément), ses sens deviennent saturés et submergés par cette surstimulation. Son seuil de *sensibilité à la réalité* atteint un degré beaucoup trop élevé. Il a besoin de toujours plus de stimuli artificiels pour être capable de *sentir* la réalité. Il se montre passif, blasé, anxieux, et de plus en plus dépendant de l'environnement extérieur pour porter attention à quoi que ce soit. Au final, il perd tout intérêt dans l'apprentissage.

Ce phénomène est à considérer dans l'étude de la consommation d'écrans par les enfants. Les recherches portant sur le temps de visionnement télévisuel montrent qu'il existe un lien entre le fait de regarder la télé en bas âge et l'apparition de troubles de l'attention plus tard au cours de la vie. Plus spécifiquement, on a découvert que pour chaque heure quotidienne que passe l'enfant de moins de trois ans devant le téléviseur, la probabilité qu'il souffre d'un déficit de l'attention quand il aura sept ans augmente de 9 %. Selon l'hypothèse de la surstimulation, « la vitesse irréelle de l'enchaînement des images dans certaines émissions pourrait hypothéquer le développement du cerveau ou de certaines parties du cerveau, ce qui entraînerait des déficits à court ou à long terme[1] ». Comme l'explique Dimitri Christakis : « Une exposition prolongée à ces changements d'images rapides au cours de cette période cruciale du développement cérébral conditionnerait d'avance l'esprit à anticiper un flux accéléré d'information et conduirait plus tard à un manque d'attention[2]. » Autrement dit, l'esprit de l'enfant s'habitue à une réalité qui n'existe pas dans la vie de tous les jours. Et donc, dès que l'esprit se tourne vers des contenus moins rapides et se concentre sur la réalité ordinaire (dont le rythme est plus lent que celui auquel il est habitué), il s'ennuie parce qu'il ne peut pas voir la beauté dans le quotidien. Comme il ne la voit pas, l'enfant surstimulé n'est attiré par rien et devient distrait (la « distraction », c'est le contraire de l'« attraction »). Son attention vagabonde, en quête de quelque chose qui le stimule et dont il deviendra dépendant.

Une autre étude[3] indique que la consommation de jeux vidéo violents réduit la capacité de reconnaître la joie dans les expressions faciales d'autrui. L'adolescent habitué à la violence est moins sensible et il a besoin, pour *sentir* les émotions d'autrui, d'un niveau de stimulation toujours plus élevé. Il est donc de moins en moins empathique parce qu'il a perdu la faculté de s'identifier à autrui (de « sentir » ce que l'autre sent), ce qui l'oblige à recourir à des stimuli artificiels pour se sentir *connecté*.

Une étude sur l'intégration multitâche, menée par le Laboratoire de communication entre les humains et les médias interactifs[4] de l'université de Stanford, a permis de tirer des conclusions similaires. Les personnes qui travaillent fréquemment en « mode multitâche » ont un rendement moins bon que celles qui s'adonnent à une seule tâche à la fois. Quand notre environnement extérieur vient saturer nos sens, l'émerveillement est étouffé et nous cessons de porter une attention soutenue à ce que perçoivent nos sens. Nous devenons passifs. Plutôt que de choisir nous-mêmes ce sur quoi se porte notre attention, nous laissons les stimuli externes *consumer* notre attention. Voilà pourquoi « plus » n'est pas nécessairement synonyme de « mieux ». L'apprentissage ne dépend pas exclusivement de l'environnement de la personne apprenante, mais aussi de son aptitude naturelle à se concentrer sur une pensée à la fois et à distinguer ce qui a du sens de ce qui n'en a pas.

Comme le précise notre article publié par la revue *Frontiers in Human Neuroscience*[5], nous sommes témoins actuellement du phénomène suivant : les travailleurs qui font du multitâche informatique, les adeptes de jeux vidéo violents, et les jeunes enfants qui consomment des contenus visuels trop rapides ont tous, comme n'importe quel être humain, une grande soif de beauté et de sens. Mais comme ils reçoivent des stimuli d'une multitude de provenances en même temps, ils deviennent saturés et leur sensibilité s'en trouve réduite, tout comme leur perception de la réalité. On constate qu'ils ont soif de beauté, mais qu'ils « avancent dans le noir », sans vraiment trouver à satisfaire cette soif. Ils sont pris dans un cycle d'habitudes de consommation compulsives et, au bout du compte, *sentent* de moins en moins. Leur soif les amène à chercher des informations, des images, etc., sans jamais être pleinement satisfaits ; au fond, leur recherche est une quête de beauté et de sens. Cette quête est légitime car elle donne du sens à leur vie. Mais quand on n'atteint jamais la beauté, on souffre. Quand on cherche la beauté compulsivement mais qu'elle semble inaccessible, on se sent frustré, triste, malheureux. On devient un candidat parfait à la motivation par des sources externes. Et bon an mal an, c'est la prophétie de Léonard de Vinci qui se réalise :

> Aux ambitieux que ni le don de la vie ni la beauté du monde ne suffisent à satisfaire, il est imposé comme châtiment que la vie devienne source de souffrances et qu'ils ne possèdent ni les avantages ni la beauté du monde.

Le cerveau humain est conçu pour apprendre en étant exposé à des expériences réelles. On pourrait dire que l'apprentissage, c'est le point de rencontre entre l'émerveillement et la réalité. Mais plus la sensibilité baisse, plus le seuil de sensibilité s'élève, et plus nous avons besoin de stimuli artificiels pour compenser notre déficit de sensibilité. Les jeunes enfants apprennent en étant en contact sensoriel avec une réalité au rythme lent, et non grâce à des explications abstraites ou à un bombardement rapide de stimuli externes qui se veulent « sur mesure ». Si l'on veut préserver leur sensibilité, il faut les laisser sentir et ressentir. Un enfant rendu insensible aura un esprit chaotique. C'est ce qu'explique John Senior :

> Pour rétablir la raison, il faut, dans un premier temps, rétablir l'aspiration. Et on ne peut aspirer qu'à ce que l'on connaît en l'ayant d'abord touché, goûté, respiré, vu, entendu. Lors de cette rencontre avec la réalité extérieure, des réactions voient le jour en nous ; des mouvements motivent, poussent et libèrent des énergies infiniment plus grandes que l'atome : ce sont les énergies de l'intelligence et de la volonté. Sans ces énergies motrices, nous pensons et agissons sans but, parfois au hasard, et le plus souvent machinalement. Nos pensées et nos actes suivent un ordre, mais un ordre tyrannique, puisqu'il est imposé de l'extérieur.

Toucher la terre humide ou mordre dans un fruit en respirant son parfum : ces gestes laissent sur l'enfant une empreinte qu'aucune technologie ne peut égaler. Il est important de leur donner des espaces de tranquillité où ils puissent réfléchir à la beauté du monde, l'apprécier, et s'en délecter. C'est comme ça qu'ils acquerront une sensibilité pour ce qui est beau, à travers des expériences esthétiques qu'on ne retrouve pas seulement dans la musique ou dans l'art, mais aussi dans la gentillesse et dans la nature, par exemple. Éduquer par la sensibilité consiste à entourer l'enfant de ce qui convient à sa nature profonde : tout ce qui respecte son rythme, son ordre intérieur, son innocence, etc. C'est aussi protéger son regard de ce qui n'est pas approprié. La bonté et la vérité imprègnent l'enfant par le biais de la beauté, et les enfants peuvent saisir tout ça grâce à leur sensibilité et leur émerveillement. Si ce processus se déroule sans obstacle, l'enfant intègre véritablement les apprentissages, et la vertu.

Nous pourrions résumer ce qui précède en deux formules :

enfant + émerveillement + sensibilité + beauté + vérité
= apprentissage intégré
enfant + émerveillement + sensibilité + beauté + bonté
= inclination à la vertu

La beauté contribue à ce que la vérité et la bonté s'imprègnent en nous, dans un effort plaisant, de manière naturelle. Le poète polonais Cyprian Norwid a écrit : « [Le rôle de] la beauté est de nous rendre le travail enthousiasmant. » Là où il y a la beauté, il n'y a pas de tension entre ce que la personne *doit* faire et ce qu'elle *veut* faire, parce que la beauté est le lieu où les deux convergent.

18

LA LAIDEUR

Sois toi-même, sois unique, sois un monstre !
Slogan publicitaire pour les poupées
Monster High, ciblant des enfants

Qu'est-ce que la laideur ? En soi, la laideur n'existe pas. La laideur n'est qu'une absence de beauté. « La beauté est présente dans tous les êtres[1] », disait Thomas d'Aquin. Ce qui signifie que l'absence de beauté ne peut jamais être totale, puisque aucun être n'est totalement dépourvu de beauté. Si un être n'était pas minimalement « un tout petit peu beau », alors il n'existerait pas. En d'autres mots, rien n'est laid à cent pour cent. Le seul fait d'être recèle un peu de beauté. C'est pourquoi on a parfois du mal à s'entendre sur la question de savoir si une chose est belle ou laide, si elle convient ou non à la nature de notre enfant. C'est ce qui peut arriver quand plusieurs familles sont rassemblées devant un même téléviseur et que personne ne s'entend sur l'émission que devraient regarder les enfants. Même questionnement des parents en ce qui concerne les cadeaux d'anniversaire : est-ce que je devrais acheter cette poupée gothique avec des dents de vampire ? Est-ce qu'un jouet comme ça est d'une beauté convenable pour une fillette de trois ans ? Nous savons que la beauté est toujours présente en tout ce qui existe ; mais qui sait si une chose est belle à 10 %, à 20 %, ou à 80 % ? Il serait impossible de déterminer un pourcentage exact, puisqu'il n'existe pas de « beauté-o-mètre », quoique, par moment, c'est assez évident de trouver qu'une chose contient très peu de beauté. Donc, même si aucun instrument ne nous permet de mesurer avec exactitude le degré de beauté dans une chose, il est quand même possible de « syntoniser » cette beauté, de capter sa présence à divers degrés. La personne insensible se laisse sombrer dans une attitude où elle est aveugle à la beauté, tandis que la personne sensible s'émerveillera naturellement et pourra capter la réalité à travers sa beauté. La beauté est en quelque sorte l'interface de la réalité, ce qui nous pousse à vouloir la connaître. Il ne s'agit pas d'affirmer que la beauté existe seulement pour un groupe de personnes spéciales, ou qu'elle leur revient de droit, car la beauté est partout et s'offre à tout le monde. Mais seules les personnes humbles et sensibles peuvent la savourer pleinement, comme le dit Alejandro Jodorowsky :

Les miracles sont comparables aux pierres : ils sont partout, offrant leur beauté, et presque personne ne leur accorde de valeur. Nous vivons dans une réalité où foisonnent les prodiges, mais ils sont vus uniquement par ceux qui ont développé leur perception. Sans cette sensibilité, tout devient banal : on donne à l'événement merveilleux le nom de hasard, on avance dans le monde sans cette clé qu'est la gratitude. Lorsque survient l'extraordinaire, nous le voyons comme un phénomène naturel dont, tels des parasites, nous pouvons en tirer l'usufruit sans rien donner en échange[2].

Si nous voulons préserver le sens de l'émerveillement chez notre enfant, il faut que nous ayons nous-mêmes un minimum de gratitude, d'émerveillement et de sensibilité à la beauté. Non seulement parce que l'enfant se fiera à notre regard, mais aussi parce qu'il grandira dans un environnement que nous avons préparé pour lui. Ainsi, il faut un adulte sensible pour bien comprendre comment aménager un environnement respectueux de la disposition naturelle de l'enfant.

Si la laideur est une absence de beauté, on pourrait dire qu'une chose contenant peu de beauté est vide, ou *banale*. La banalité, c'est le manque d'importance, d'originalité, de contenu. Une fois qu'on a perdu l'émerveillement et la sensibilité nécessaires pour apprécier la beauté ou l'expérience esthétique, c'est la banalité du vide qui prend toute la place, et c'est là qu'on perd contact avec la réalité.

Ce qui soulève une question fondamentale : pourquoi mettre notre enfant en contact avec du vide, du banal, du vulgaire, de l'absence de beauté, quand nous pourrions plutôt l'entourer de tant de beauté ? Nous l'avons déjà dit : ce qui est beau est, par définition, respectueux de la nature profonde de l'enfant. Donc, il est d'une importance capitale de protéger son regard de ce qui est laid. Ce qui ne respecte pas sa nature profonde (ses besoins réels, son rythme, son ordre intérieur, etc.) peut lui nuire. Et gravement, par exemple dans le cas de la pornographie ou de la violence. Beaucoup d'enfants souffrent actuellement d'une carence en « vitamine B » (pour « Beauté »!) dans leur environnement. Si nous analysions la majorité des contenus télévisuels accessibles aux enfants, y compris ceux qui ciblent directement le jeune public, bien peu passeraient le test de la Beauté. Trop peu. Des dessins animés violents, des dialogues méchants, un rythme frénétique, des sous-entendus sexuels, des attitudes dégradantes, un manque de délicatesse… Entourer son enfant de beauté, ça veut dire chercher à lui offrir rien de moins que l'excellence : c'est l'habituer à vivre selon des principes et des critères plus élevés.

De nos jours, la Beauté avec un grand « B » est éclipsée derrière deux grandes tendances :

La première est une tendance à l'objectification, c'est-à-dire à la transformation de nos enfants, surtout les filles, en objets. À notre époque, les enfants sont souvent saturés d'images de modèles qui véhiculent une beauté fausse, cosmétique. Ces images éveillent un désir de possession et de gratification instantanée, et, ce faisant, elles nuisent à nos enfants parce qu'elles convertissent notamment les filles en trophées. Et comme l'a écrit Hermann Hesse : « La beauté ne rend pas heureux celui qui la possède, mais celui qui peut l'aimer et la chérir. »

Malheureusement, les exemples d'objectification sont présents partout : dans la publicité, en couverture des magazines, sur les panneaux publicitaires, dans un *merchandising* qui prend toutes sortes de formes (sacs à dos, étuis à crayons, parapluies, etc.), et même dans les films pour enfants. Et ces produits deviennent les meilleurs amis de nos enfants. Qu'il s'agisse du baiser « sur les lèvres » dans *La Princesse et la Grenouille* (où la grenouille ne fait aucun effort pour dissimuler son attirance sexuelle envers la princesse Tiana) ou des courbes sensuelles d'Ariel dans *La Petite Sirène* (qui porte deux coquilles Saint-Jacques pour couvrir sa poitrine voluptueuse), ces modèles ont très peu en commun avec la vie intérieure de nos enfants, et on peut sans doute affirmer qu'ils sont une cause de leur hypersexualisation.

La seconde tendance qui met en péril la vraie Beauté est le culte de la laideur. Ce culte est une forme de rébellion contre la beauté, selon laquelle la beauté ne serait qu'une tromperie que nous devons démasquer, fracasser. De ce point de vue, c'est faux de penser que la beauté est présente en toute chose ; la beauté est plutôt une menterie, une simulation. Le culte de la laideur agit tel un pyromane qui prend plaisir à détruire la beauté d'une forêt, en pensant qu'il rend service à l'humanité. C'est un culte qui voit la vertu comme une farce et le vice comme la franche vérité. Trouver systématiquement quelque chose de louche dans ce qui est bon ou beau, c'est encore une conséquence d'un manque d'émerveillement. Le cynisme, la suspicion et le dégoût universel sont aussi d'autres retombées d'une perte de la faculté d'admirer.

— Les hommes de chez toi, dit le petit prince, cultivent cinq mille roses dans un même jardin… et ils n'y trouvent pas ce qu'ils cherchent.

— Ils ne le trouvent pas, répondis-je…

— Et cependant ce qu'ils cherchent pourrait être trouvé dans une seule rose ou un peu d'eau…

— Bien sûr, répondis-je.

Et le petit prince ajouta :

— Mais les yeux sont aveugles [...][3].

En l'absence de beauté, l'émerveillement avance dans le noir, à tâtons. Et en l'absence d'émerveillement, la beauté ne peut pas être vue : c'est comme si l'âme avait le regard blessé.

Ces dernières décennies, le culte de la laideur touche nos enfants de plusieurs façons, par toutes sortes de moyens. Il prend la forme de jouets, de livres, de films, de jeux vidéo. Les jeux de guerre ou de combat font étalage de violence gratuite, d'une ambiance d'horreur, de personnages lugubres, d'un style agressif et sombre. Le succès de jouets tels que les célèbres poupées gothiques de Monster High, apparues sur le marché en 2010 dans leurs emballages en forme de cercueil et avec leur style inspiré des zombies et des vampires, démontre à quel point la laideur peut gagner l'amitié des tout-petits. Bien des parents se demanderont : « Mais qu'est-ce que mon enfant, mon adolescent, trouve tellement attirant dans la laideur ? » Pourquoi la laideur est-elle devenue l'objet d'un culte ? Nous avons déjà mentionné qu'il s'agit d'une des conséquences de la perte de l'émerveillement. Donc, tout ce qui va à l'encontre de la nature profonde de l'enfant est susceptible de contribuer à ce culte. De plus, si nous y regardons de plus près, nous verrons que bien des choses *laides* qui sont offertes sur le marché agissent comme un aimant pour les enfants accros à la surstimulation. La plus grande part de ces jouets sombres, macabres et violents sont des produits dérivés d'émissions de télé ou de jeux vidéo extrêmement rapides. Un garçon comme Alex aime ce genre de produits parce qu'ils soulagent sa dépendance à la stimulation.

Par ailleurs, on remarquera que tous les films et les livres à succès, toutes les séries télévisées et les jouets les plus populaires à haute teneur en laideur sont aussi empreints de mystère. Ils capitalisent sur l'attirance naturelle qu'ont les enfants envers le mystère : la magie, les forces de la nature, le vampirisme, etc. Il faut croire que l'industrie des jouets et des jeux connaît bien nos enfants… et elle sait comment gagner leur cœur. L'aura de mystère séduit l'enfant, qui adopte le jouet et l'intègre facilement à son monde intérieur. Sauf que dans ce cas-ci, on parle d'un mystère vide, médiocre et sinistre. Ce genre de mystère est loin de donner du sens à la vie de l'enfant.

Il faut entourer les enfants de Beauté pour les guérir de la carence en « vitamine B » dont ils souffrent. Éduquer, c'est donner la possibilité de voir et d'apprécier la beauté. C'est rechercher l'excellence pour nos enfants et élargir leurs horizons en leur donnant du beau. Sans la beauté, l'esprit se rétrécit… Ainsi, arrêtons de nous demander si les choses qui entourent l'enfant sont belles à 10 % ou à 20 %. Ce raisonnement viendrait encore une fois justifier les « Bah, ça fait de mal à personne ! ». Est-ce que quelque chose *manque* de beauté ? Si oui, elle sera, au mieux, une perte de temps pour l'enfant, et au pire, elle lui sera nuisible (parce qu'elle ne respecte pas la vraie nature de l'enfant, son rythme, son ordre intérieur, sa soif de beauté, etc.). Osons l'affirmer : nos enfants ne méritent rien de moins que ce qui est d'une grande beauté ! Comme le disait Dostoïevski : « La beauté nous sauvera ! »

19

LE RÔLE DE LA CULTURE

Difficile de modifier une chose qui a déjà pris sa place dans le cœur d'un enfant de zéro à quatre ans. Ce n'est pas impossible, mais ce n'est pas facile non plus. Souvent, nous sous-estimons le rôle clé que jouent la culture et l'environnement dans la propension qu'auront nos enfants à adopter des valeurs positives. Il serait déraisonnable d'affirmer que l'environnement et la culture ont un effet neutre sur eux. En éducation, rien n'est neutre.

Qu'est-ce que la culture? La culture est l'expression d'une façon de penser et de ressentir. Elle est transmise à travers les livres, les jouets, les images, les mots, la musique, la façon dont les gens s'habillent, la façon dont ils s'adressent les uns aux autres, la télévision, les films. Elle est aussi véhiculée par chaque personne qui est en contact avec nos enfants : les camarades de classe, la gardienne, s'ils en ont une, le chauffeur d'autobus, l'adulte qui les accueille à l'école, le concierge… « Il faut tout un village pour élever un enfant », dit le fameux proverbe africain. Tout ce qui rencontre les cinq sens de l'enfant (donc tout ce qui est culture, milieu et environnement) donne forme à son identité, parce qu'il n'a encore aucun « filtre » : il n'a ni la faculté de discernement, ni la maturité affective ou intellectuelle qui lui permettrait d'analyser, de trier, de choisir et de comprendre toutes les informations qu'il reçoit. Il faudrait d'abord qu'il sache lui-même sur quels critères se fonder quand vient le temps de traiter des informations. Et pour le moment, il n'a pas encore ciblé ces critères. Le rôle de l'éducateur, en commençant par le parent, consiste à comprendre à quel point l'enfant est prêt à recevoir telle ou telle information, à adopter tel ou tel comportement. L'éducateur doit servir de filtre externe pour protéger l'enfant de ce qui représente une menace à son développement.

Si nous voulons que notre enfant développe une identité fondée sur des valeurs positives, nous devons nous assurer que ces valeurs se retrouvent, de manière évidente ou subtile, dans chacun des éléments de culture qui l'entourent : les jeux, les films, les gens, les histoires, etc. Si les valeurs positives que nous essayons de transmettre à l'enfant ne sont pas présentes et palpables dans ces éléments de culture, l'enfant les absorbera difficilement. Il aura du mal à s'y identifier. Si ces valeurs ne font pas partie de ce que l'enfant perçoit de son environnement, peu importe l'effort que nous mettrons à lui *enseigner* ou à lui *inculquer* ces valeurs, elles glisseront sur lui comme l'eau sur le dos d'un canard.

Quand la culture est vidée de sa beauté pour faire place au culte de la laideur, de la banalité et de la vulgarité, les valeurs positives sont perçues comme un mensonge, ou comme quelque chose de ridicule, de sans importance, ou de superflu. Dans un tel contexte, les enfants souffrent d'une attitude frivole et insensible qui les empêche d'apprécier la beauté.

C'est pourquoi il est important de filtrer ce qui touche aux enfants, de modeler pour eux une culture qui s'adapte à leurs besoins, de mettre en avant des contenus qui correspondent aux lois naturelles de l'enfance. Si tous les parents faisaient cela, nos rues, notre programmation télévisuelle destinée au jeune public, et ainsi de suite, deviendraient des espaces où il n'y a pas de place pour la pornographie, ou pour des images et du langage déprimants ou violents. La société serait mieux préparée à accepter les enfants tels qu'ils sont et à offrir l'éducation dont ils ont besoin. Simplement, ce serait une société plus favorable à une renaissance de l'émerveillement.

CONCLUSION

L'ENJEU EST DE TAILLE !

20

MUR DE BRIQUES
OU RICHE MOSAÏQUE

Personne n'a encore réalisé les richesses de sympathie, de bonté et de générosité que recèle l'âme d'un enfant. L'effort de toute éducation véritable devrait être de libérer ce trésor.
Emma Goldman

Sans émerveillement, l'homme tomberait dans la répétitivité et, peu à peu, il deviendrait incapable d'une existence vraiment personnelle.
Jean-Paul II,
« Fides et Ratio »

Maintenant, la question qui vous viendra peut-être à l'esprit est : quelle est la différence entre stimulation et surstimulation ? Si l'on y réfléchit bien, on se rend compte que ce n'est pas la bonne question à se poser, parce que la réponse se trouve en fait dans la nature profonde de l'enfant. Elle se trouve dans ses besoins ponctuels, et non dans la froide analyse d'un outil pédagogique, d'une méthode éducative, ou dans un type de soin prescrit. La stimulation, *si elle n'est pas nécessaire du point de vue de l'enfant,* est excessive : c'est déjà de la surstimulation. La personne qui connaît le mieux ce dont l'enfant a besoin, c'est l'adulte qui prend soin de lui et qui entretient avec lui un lien de bonne qualité, un lien d'attachement sécurisant. De fait, des études nous disent que ce qui compte réellement, dans le développement sain de l'enfant, c'est *la qualité de la relation entre lui et les adultes qui s'occupent de lui.* Et cette qualité dépend de la *sensibilité* de ces individus. Ce qui détermine le succès du développement de l'enfant, c'est combien l'adulte connaît et comprend cet enfant, à quel point sa *sensibilité* lui permet de savoir intuitivement ce dont l'enfant a besoin à n'importe quel moment, et combien il est *prompt* à répondre à ses besoins.

L'invention et la découverte sont compatibles avec la discipline et l'apprentissage, nous dit Thomas d'Aquin : elles convergent dans la découverte guidée, telle que nous l'avons décrite. Aux yeux des neuroscientifiques, c'est ce qui devrait se produire dans un environnement où la stimulation sensorielle est minimale. Autrement, dans le meilleur des cas, la surstimulation serait une perte de temps ; et dans le pire des cas, elle serait capable d'engendrer le chaos dans l'esprit de l'enfant, ainsi qu'un comportement indésirable, comme nous l'avons vu.

On peut aussi se questionner quant à la valeur de certaines méthodes pédagogiques. Si c'est effectivement vrai qu'il existe des approches par définition mécanistes ou béhavioristes, et d'autres, au contraire, qui sont respectueuses de la nature profonde de l'enfant, il faut quand même aller plus loin, afin de vérifier dans quelles circonstances elles sont utilisées : certaines circonstances atténueront leurs répercussions, et d'autres les exacerberont. La méthode, ce n'est pas tout ! Et donc, on ne devrait pas la prendre hors contexte. Le contexte, ici, comporte plusieurs éléments : l'enfant, la façon dont l'éducateur voit l'enfant et conçoit l'enfance, le style de gestion de l'école, et l'environnement de l'enfant à l'échelle macro (la société) et micro (l'école, la maison). Ainsi, il convient de se pencher sur chaque cas méticuleusement, sans tomber dans la recherche d'une recette toute faite.

Voilà : nous sommes de plus en plus victimes d'une industrie des conseils éducatifs « en boîte », des formules clés en main qui s'occupent du *comment* (l'approche mécaniste) en négligeant le *pourquoi* de l'éducation. Le parent ne devrait jamais rechercher la « recette facile ». Premièrement, parce qu'il ne devrait pas croire ceux qui prétendent qu'éduquer est facile. Deuxièmement, parce qu'il n'existe pas de recette unique pour toute la variété de circonstances dans la vie d'un enfant. Et finalement, parce qu'il faut s'éloigner des modèles mécanistes qui créent une distraction et nous distancient de la vraie raison d'être de l'éducation : la personne. Chaque famille est un univers ; chaque enfant est un univers. Pour dissoudre les doutes et les questionnements chez le parent ou l'éducateur, il est nécessaire de connaître l'enfant (son âge, les circonstances familiales et autres), le contexte d'application de la méthode (sur quelle approche on se fonde pour l'utiliser, avec quelle fréquence on l'applique, par quels moyens on la transmet, dans quel objectif, etc.), la situation familiale (par exemple, l'enfant entretient-il des liens d'attachement sécurisants ou pas), etc.

Ainsi, visionner un dessin animé sera une expérience très différente pour l'enfant si les changements de plans à l'écran sont lents ou s'ils sont rapides. Si les parents sont présents ou s'ils sont absents. Si l'enfant a un an ou s'il en a six. S'il le fait à 9 heures du matin, à 5 heures de l'après-midi, ou juste avant d'aller au lit. Si c'est dans un cinéma ou au petit écran. Si le contenu est violent ou non violent. S'il le fait parce que ses parents croient que c'est un moyen pour qu'il apprenne l'anglais (alors qu'il est connu que les nourrissons n'acquièrent pas de seconde langue par des médiums audiovisuels), ou parce que c'est une façon de l'occuper pendant que les parents donnent le bain aux plus jeunes frères ou sœurs. Lire une histoire au microphone devant cinq cents enfants dans un auditorium, avec en arrière-plan un écran super lumineux et une musique assourdissante, c'est très différent que de lire à un petit groupe d'enfants dans leur classe habituelle. C'est très différent aussi si l'intermédiaire entre l'histoire et les enfants est un écran numérique ou si c'est l'enseignant qu'ils côtoient au quotidien. Si l'histoire est adaptée à l'âge des enfants ou si elle ne l'est pas. Par exemple, encourager l'autonomie d'un enfant en le laissant faire ce qu'il se sent capable de faire (s'habiller le matin, enfiler une robe de chambre) n'est pas la même chose que le pousser à faire une chose qu'il ne se sent pas capable de faire, sous prétexte que « c'est le temps d'apprendre à le faire tout seul », qu'il faut franchir cette étape. En général, un éducateur sensible, qu'il soit parent ou enseignant, connaît les besoins des enfants et sait ce qu'ils sont prêts à accomplir de façon autonome, étape par étape. Donc, si nous souhaitons intégrer l'émerveillement dans la vie de nos enfants, il est primordial de trouver un environnement scolaire ou préscolaire où la direction et les éducateurs sont hautement sensibles à cette approche.

De plus, il est important de ne pas réduire tout le débat autour de l'émerveillement à un ensemble de techniques, de trucs, de méthodes, d'interdictions. Respecter l'inclination à l'émerveillement n'est pas une méthode. Il s'agit plutôt de laisser l'enfant coller son œil contre le trou d'une serrure d'où il puisse observer le monde réel. Quand l'enfant voit le trou de la serrure de loin, il ne voit passer qu'un faible rayon de lumière. Plus il s'en approche, plus il voit grandir sa vision de ce qui existe de l'autre côté ; et un jour, il aura l'œil pressé contre la serrure et pourra contempler toute la beauté de l'Univers. L'émerveillement est donc une philosophie de vie.

Préserver l'émerveillement, ça ne veut pas dire remonter le temps par nostalgie du passé. En fait, cette philosophie n'a rien de neuf, mais on l'actualise en l'appliquant, à tout moment, à l'époque où nous vivons. On confond parfois originalité et nouveauté. Gaudí disait qu'« être original, c'est remonter aux origines ». Cette façon de concevoir l'éducation va beaucoup plus loin que l'aspect culturel ou temporel des choses, parce qu'elle se fonde sur les lois naturelles qui gouvernent l'enfance : des lois intemporelles, qui transcendent la culture. Lorsqu'on adopte une philosophie qui prône l'émerveillement, on reconnaît à l'enfant une nature qui lui est propre, à laquelle on doit demeurer sensible et attentif. Le jeune enfant étant le premier acteur de son éducation, il n'a pas besoin que nous le stimulions de l'extérieur.

L'enfant découvre en s'émerveillant, et c'est cet émerveillement qui lui donne soif d'en savoir plus, qui le motive à agir et à vouloir apprendre. Non, nos enfants n'ont pas besoin que nous jouions le rôle d'amuseurs ou d'animateurs, ni que nous essayions de transformer leur enfance en une épopée magique, parce que leur enfance est déjà, en elle-même, magique.

Respecter l'inclination à l'émerveillement, c'est respecter les rythmes de l'enfant, ses besoins fondamentaux, son innocence ; c'est éviter de précipiter son développement. L'émerveillement permet à l'enfant d'apprécier la beauté. C'est l'éduquer à la Beauté pour qu'il trouve des raisons de s'émerveiller. C'est cultiver sa sensibilité pour qu'il puisse s'émerveiller devant la beauté. L'enfant, l'émerveillement, la sensibilité, la beauté. Quatre variables que l'on a perdues de vue à notre époque et auxquelles on doit redonner toute leur place et leur importance. L'enjeu est de taille !

Abandonner l'émerveillement, entourer les enfants de choses de peu de beauté, c'est les dénaturer, c'est les priver de leur enfance et refermer leurs horizons. C'est aussi nier tout leur potentiel de devenir des adolescents, puis des adultes épanouis. Les enfants dont on a étouffé l'émerveillement sont voués à devenir des ados puis des adultes qui…

- … manquent de motivation, comme Emma, dont on a étouffé le désir d'apprendre ;
- … manquent de gratitude, parce qu'ils croient que tout leur est dû ;
- … se jettent corps et âme à la recherche de sensations fortes, parce qu'ils sont accoutumés à une saturation sensorielle ;

- … sont aveugles à la beauté du monde, parce qu'ils ont perdu tout sens du mystère et préfèrent tout réduire à des choses qu'ils peuvent comprendre rationnellement ;
- … sont cyniques, ce qui est contraire à l'émerveillement et les amène à ressentir du dédain pour tout ;
- … rejettent ce qui est beau ou bon, parce que ça leur paraît louche, et nourrissent dans les deux cas un culte de la laideur.

Chacun de ces enfants est et sera, comme le dit la chanson des Pink Floyd, « une autre brique dans le mur ». Un mur fait d'enfants conformistes, d'âmes lassées, désenchantées du monde qui les entoure. Et une société composée de ce type de personnes n'est pas viable. En effet, le désir d'améliorer la vie de tous, et la reconnaissance de ce qui est beau et bon pour tous, ne doit pas être teinté de scepticisme, de cynisme, d'envie ou de mépris, si l'on souhaite que cette société progresse réellement.

Certains traits de l'adolescence s'apparentent visiblement à un manque d'émerveillement, parce qu'il s'agit d'une étape de la vie où l'on se questionne devant ce qui est exigé de soi. C'est toute la question de s'approprier (ou pas) ce qui nous est présenté. Mais ce questionnement est une caractéristique qui fait simplement partie de cette époque de la vie. Donc, l'importance qu'on donne à l'émerveillement ne « corrige » pas nécessairement ce trait de l'adolescence. Cependant, l'émerveillement offre aux adolescents la possibilité d'apprécier la beauté qui les entoure.

Ainsi, les enfants chez qui on aura laissé l'émerveillement s'épanouir seront, à l'adolescence, des individus…

- … pleins de gratitude, parce qu'ils ne croiront pas que tout leur est dû ;

- … capables de réflexion et d'introspection, parce qu'ils auront une vie intérieure riche;
- … habiles à reconnaître ce qui a une valeur supérieure, sans que ça provoque chez eux de l'envie ou de l'avarice;
- … capables d'apprécier la beauté, parce que leur regard ne sera pas superficiel et pourra pénétrer au-delà des apparences;
- … patients, parce qu'ils auront l'habitude d'attendre avant de recevoir;
- … qui ne réduiront pas la vie à une succession d'expériences ou de faits banals, et la verront plutôt comme une aventure à la recherche du bien et du vrai, à la découverte de la réalité, à la rencontre de la beauté; ils feront leurs choix en fonction de la valeur intrinsèque des choses;
- … calmes et tranquilles, parce que leurs sens n'auront pas été gavés ni éteints;
- … pour qui chaque jour vécu aura un sens, sans qu'il soit nécessaire de rechercher des nouvelles sensations;
- … qui agiront par conviction, parce que leur motivation n'aura pas sa source dans des personnes ou des circonstances extérieures à eux;
- … pleins de compassion, capables de sortir du « chacun pour soi » pour percevoir les besoins d'autrui;
- … contemplatifs et ouverts au mystère, parce qu'ils ne réduiront pas la réalité à ce qui se laisse comprendre; ils seront animés d'une soif infinie de connaissance et de découverte.

J'en appelle donc à votre sens de l'émerveillement: imaginez un instant quelle magnifique mosaïque formerait l'humanité si chaque être humain incarnait ces traits…

21

LE CITOYEN INVISIBLE

*Chaque enfant qui naît est un signe que Dieu
n'a pas encore désespéré de l'humanité.*
Rabindranath Tagore

*Les enfants ne sont pas l'avenir parce que ce seront
un jour des adultes, mais parce que l'humanité
va se rapprocher de plus en plus de l'enfant,
parce que l'enfance est l'image de l'avenir.*
Milan Kundera

Si nous souhaitons recréer une culture de l'émerveillement, il est nécessaire que nous renversions beaucoup des systèmes de croyance qui ont guidé notre façon d'éduquer les enfants : nous avons cru bien faire en les convertissant en produits faits « sur mesure », en mini-adultes malléables, au point où ça semble être devenu la raison d'être de l'éducation des enfants. Les enfants sont des enfants ! Ce ne sont pas des adultes miniatures « inachevés » ou « imparfaits ». Nous avons l'air de vouloir donner une image parfaite de nos enfants, mais l'image parfaite n'existe pas : ils sont en route sur le chemin de la vie, tout comme nous. Les arbres, par exemple, ont d'abord été de jeunes pousses, qui ont donné naissance à de petites branches, puis à de délicates feuilles. Leur croissance suit son propre rythme naturel. Respecter l'inclination à l'émerveillement, ça ne veut pas dire surprotéger l'enfant, l'émonder comme un bonsaï pour l'empêcher de grandir. Au contraire, ça signifie lui permettre de grandir à son propre rythme, lui donner ce dont il a besoin et le protéger de ce qui est nuisible pour lui. Tout le monde naît petit, puis devient enfant, puis adulte, puis vieux. Un humain « achevé », cela n'existe pas. Chaque personne naît avec à l'intérieur d'elle un ordre et un rythme qui lui correspondent et qui changent selon les étapes de son développement. À tel point que si un enfant n'est pas capable d'harmoniser cet ordre intérieur avec son environnement (parce que l'environnement n'est pas aménagé en fonction de ses besoins réels), il développe des tensions. Ce manque d'unité déclenche un « cri de la nature », comme l'a si bien décrit Montessori, qui pourrait être à l'origine de bien des troubles que nous observons de plus en plus chez les enfants. Comme on dit : « Dieu pardonne toujours, l'homme parfois, la nature jamais. »

Montessori affirme que les enfants, sans en être conscients, jouent un rôle clé dans la société et dans la vie des adultes. Elle explique combien notre univers serait transformé si nous comprenions l'importance de cette affirmation. La citation suivante, bien qu'elle date de 1965, est étrangement pertinente aujourd'hui encore :

> Il y a des gens qui ne voient la valeur de l'enfant pour l'humanité que dans le fait que l'enfant sera plus tard un adulte. [...] Or, l'enfant est une entité humaine importante en soi. L'enfance n'est pas seulement un *passage nécessaire vers l'âge adulte.* On ne doit pas considérer l'enfance et l'âge adulte seulement comme des phases de la vie de l'individu ; il faut au contraire les considérer comme deux formes différentes de vie, existant côte à côte et s'influençant réciproquement. L'enfant et l'adulte sont deux visages distincts de l'humanité, qui doivent s'interpénétrer et agir en harmonie, en s'aidant mutuellement. [...] Quand les nécessités psychiques et spirituelles de l'enfant requièrent l'attention des adultes, nous observons souvent chez les parents une attitude presque contraire. Sans qu'ils en soient conscients, ils commencent à lutter contre l'enfant. Ils le considèrent comme une propriété et ils le traitent comme telle. Ils croient que l'enfant devrait être ce que les parents désirent qu'il soit. Que les enfants devraient trouver du plaisir et de l'intérêt dans les choses que les parents leur imposent. Que les enfants devraient se sentir bien dans le milieu créé exclusivement pour les intérêts et les commodités pratiques des adultes.
> Si les éducateurs se laissaient guider par les vrais besoins de l'enfant, la vie de ce dernier serait plus profondément influencée par la mentalité, l'atmosphère et le milieu particuliers requis par ces besoins. Alors la civilisation ne se développerait pas exclusivement du point de vue de ce qu'on considère utile à la vie adulte. Maintenant, on

recherche un progrès centré trop exclusivement sur les qualités de l'adulte. Et la civilisation se base ainsi sur le triomphe de la force, de la conquête violente, de l'adaptation, de la lutte pour la survie. Et les tristes conséquences de ce choix se vérifient dans les domaines religieux-moral, socioéconomique et de la politique internationale, et elles constituent la preuve vivante qu'un élément essentiel a manqué lors de la construction de la société, et que les caractéristiques de l'enfant n'ont pas suffisamment exercé leur influence parce que l'adulte et l'enfant sont demeurés trop éloignés l'un de l'autre. L'enfant a presque disparu des pensées du monde adulte ; les adultes vivent trop comme s'il n'y avait pas d'enfants ayant le droit d'exercer une influence sur eux.

Dans certains cas, l'enfant est quasiment devenu un « article » servant à satisfaire les envies de ses parents. Un ou deux enfants, oui, c'est agréable pour ne pas trop souffrir de la solitude, pour se distraire en jouant. Dans ce monde qui a perdu le nord, l'enfant existe *pour* l'adulte. Il doit donc vivre une vie conforme au cadre qui plaît aux adultes. [...] En déplaçant le *centre de la civilisation*, pour le faire passer de l'adulte à l'enfant, nous permettrions l'émergence d'une forme plus noble de civilisation[1].

L'heure est venue de transformer la société pour qu'elle réponde mieux aux besoins des enfants. Une civilisation fondée exclusivement sur des valeurs adultes est vouée à l'échec. Nous devons revenir à une société plus inclusive non seulement à l'endroit des enfants, mais aussi à l'endroit de toutes les valeurs qui représentent l'enfance, en commençant par l'émerveillement. Les enfants nous ramènent à des valeurs comme la paix, la solidarité, la transparence, la douceur, l'optimisme, la protection de l'innocence, l'empathie, la compassion, la dignité de la vie humaine, la joie, la gratitude, l'humilité, la simplicité, l'amitié.

En somme, l'émerveillement est essentiel, et il n'est jamais trop tard pour retrouver l'émerveillement perdu. Découvrir l'émerveillement comme étant quelque chose de bon et de souhaitable, et vouloir le recouvrer pour soi et pour ses enfants est le meilleur point de départ. Car c'est en soi une manifestation d'émerveillement. Chesterton a écrit : « Notre monde ne périra jamais par manque de merveilles, mais uniquement par manque d'émerveillement. » Respecter l'inclination à l'émerveillement des enfants est une tentative de détromper Chesterton dans sa prophétie, afin que, dans un monde qui bourdonne de distractions, nos enfants puissent encore s'émerveiller devant la beauté irrésistible qui les entoure.

NOTES BIBLIOGRAPHIQUES

Introduction. Des enfants calmes ? Des ados motivés ?

1. Postman, N. (2010), *Se distraire à en mourir*, Paris, Nova, p. 222.
2. U. S. Department of Health and Human Services (1999), *Mental Health: A Report of the Surgeon General*, Washington, Administration National Institute of Mental Health.
3. Ra, C. K., Cho, J., Stone, M. D., De La Cerda, J., Goldenson, N. I., Moroney, E., Leventhal, A. M. *et al.* (2018), *Association of Digital Media Use With Subsequent Symptoms of Attention-Deficit/ Hyperactivity Disorder Among Adolescents*, JAMA, vol. 320, n° 3, p. 255-263.
4. Mayo Clinic (2017), *Attention-deficit/hyperactivity disorder (ADHD) in children–Symptoms and causes.* Récupéré le 8 novembre 2018 de https://www.mayoclinic.org/diseases-conditions/adhd/ symptoms-causes/syc-20350889.
5. Aquin, T. (2009), *Summa Theologiae*, Question 32, Article 8, (*Fathers of the English Dominican Province*, trad.), NovAntiqua Press (œuvre originale publiée en 1485). Notre traduction.
6. Berger, J. et Milkman, K. (2011), « What makes online content viral ? », *Journal of Marketing Research*, vol. 49, n° 2.
7. Aristote (2008 [ɪᴠᵉ siècle av. J.-C.]), *De la métaphysique* (M.-P. Duminil et A. Jaulin, trad.), Paris, Flammarion ; Platon (2017 [1822-1840 ; ɪᴠᵉ siècle av. J.-C.]), *Théétète* (V. Cousin, trad.), Paris, Vrin.

8. Watson, J. B. (1919), *Psychology from the standpoint of a behaviorist*, Philadelphie, Lippincott Williams & Wilkins. Notre traduction.

9. Huxley, T. H. et Youmans, W. J. (1868), *The elements of physiology and hygiene: A text-book for educational institutions*, New York, Appleton & Co. Notre traduction.

2. L'apprentissage : un processus exclusivement dépendant de l'environnement ?

1. U. S. Department of Health and Human Services (2011), *Head Start impact study*, Washington, Administration National Institute of Mental Health.

2. Howard-Jones, P. (2007), *Neuroscience and education: Issues and opportunities*, Swindon, Economic and Social Research Council, Teaching and Learning Research Programme.

3. Voir la note 2 du chapitre 2. Notre traduction.

4. Christakis, D. A., Ramirez, J. S. B. et Ramirez, J. M. (2012), « Overstimulation of newborn mice leads to behavioural differences and deficits in cognitive performance », *Scientific Reports* 2, n° 546.

5. Citons notamment : Goswami, U. (2006), « Neuroscience and education: From research to practice », *Nature Reviews Neuroscience*, vol. 7, p. 406-413 ; Dekker, S. *et al.* (2012), « Neuromyths in education: Prevalence and predictors of misconceptions among teachers », *Frontiers in Psychology*, vol. 3, p. 429 ; Howard-Jones, P. A. (2014), « Neuroscience and education: Myths and messages », *Nature Reviews Neuroscience*, vol. 15, p. 817-824 ; Deligiannidi, K. et Howard-Jones, P. A. (2015), « The neuroscience literacy of teachers in Greece », *Social and Behavioral Sciences*, vol. 174, p. 3909-3915 ; Ferrero, M., Garaizar, P. et Vadillo, M. (2016), « Neuromyths in education: Prevalence among Spanish teachers and an exploration of cross-cultural variation », *Frontiers in Human Neuroscience*, vol. 10, p. 496 ; Pei, X. *et al.* (2015), « Teachers' understanding about the brain in East China », *Social and Behavioral Sciences*, vol. 194, p. 3681-3688.

6. Organisation de coopération et de développement économiques (2002), *Understanding the brain: Towards a new learning science*, Paris, OCDE.

7. Voir la note 2 du chapitre 2 ; Hyatt, K. J. (2007), « Brain Gym® building stronger brains or wishful thinking? », *Remedial and*

Special Education, vol. 28, n° 2, p. 117-124. Brain Gym® est conçu d'après la théorie de la récapitulation, également adaptée par Doman et Delacato en vue de traiter les lésions cérébrales et d'« accélérer l'apprentissage » chez les bébés et les enfants en bonne santé. Les revues *Neurology* et *Pediatrics* ont publié des déclarations soulignant le manque de fondement scientifique de tels concepts ; American Academy of Pediatrics (1968), « The Doman-Delacato treatment of neurologically handicapped children », *Neurology*, vol. 18, p. 1214-1215 ; American Academy of Pediatrics (1999), « The treatment of neurologically impaired children using patterning », *Pediatrics*, vol. 104, p. 1149-1151.

8. Garrison, M. et Christakis, D. A. (2005), *A teacher in the living room: Educational media for babies, toddlers, and preschoolers*, San Francisco, The Henry J. Kaiser Family Foundation.

9. The Henry J. Kaiser Family Foundation (2004), *Parents, media and public policy: A Kaiser Family Foundation survey*, San Francisco, The Henry J. Kaiser Family Foundation.

10. « Infant, preschooler DVDs » (2005), *Drug Store News*, vol. 27, n° 2, p. 38 ; Récupéré de https://www.kqed.org/mindshift/18258/explosive-growth-in-education-apps.

11. Citons notamment : Richert, R. A. *et al.* (2010), « Word learning from baby videos », *Archives of Pediatrics & Adolescent Medicine*, vol. 164, n° 4, p. 432-437 ; Kuhl, P. K., Tsao, F. M. et Liu, H. M. (2003), « Foreign-language experience in infancy: Effects of short-term exposure and social interaction on phonetic learning », *Proceedings of the National Academy of Sciences of the United States of America*, vol. 100, n° 15, p. 9096-9101.

12. Zimmerman, F. J., Christakis, D. A. et Meltzoff, A. N. (2007), « Associations between media viewing and language development in children under age 2 years », *The Journal of Pediatrics*, vol. 151, n° 4, p. 364 ; Chonchaiya, W. et Pruksananonda, C. (2008), « Television viewing associates with delayed language development », *Acta Paediatrica*, vol. 97, n° 7, p. 977-982 ; Tomopoulos, S. *et al.* (2010), « Infant media exposure and toddler development », *Archives of Pediatrics & Adolescent Medicine*, vol. 164, n° 12, p. 1105-1111.

13. Linebarger, D. L. et Walker, D. (2005), « Infants' and toddlers' television viewing and language outcomes », *American Behavioral Scientist*, vol. 48, n° 5, p. 624-645.

14. Société canadienne de pédiatrie (2017), « Le temps d'écran et les jeunes enfants : promouvoir la santé et le développement dans un monde numérique », *Paediatrics & Child Health*, vol. 22, n° 8, p. 461-468.

15. Voir la note 14 du chapitre 2 ; American Academy of Pediatrics (2016), « Media and young minds », *Pediatrics*, vol. 38, n° 5. Cet énoncé vient réitérer ses recommandations de 2011 et de 1999 ; « Policy statement on media use by children younger than 2 years », *Pediatrics*, vol. 128, n° 5, p. 1040-1045.

16. Siegel, J. D. (2001), « Toward an interpersonal neurobiology of the developing mind: Attachment relationships, "mindsight", and neural integration », *Infant Mental Health Journal*, vol. 22, n° 1-2, p. 67-94 (nous soulignons). Notre traduction.

17. Siegel, J. D. (1999), *Toward a biology of compassion: Relationships, the brain and the development of mindsight across the lifespan.* Document présenté à Jean-Paul II et au Conseil pontifical pour la famille.

18. Chesterton, G. K. (1908), *Orthodoxy*, Londres, Bodley Head. Notre traduction.

3. Les conséquences de la surstimulation

1. Christakis, D. A. (2011), « The effects of fast-pace cartoons », *Pediatrics*, vol. 128, n° 4.

2. Goodrich, S. A., Pempek, T. A. et Calvert, S. L. (2009), « Formal production features of infant and toddler DVDs », *Archives of Pediatrics & Adolescent Medicine*, vol. 163, n° 12, p. 1151-1156.

3. Swing, E. L. *et al.* (2010), « Television and video game exposure and the development of attention problems », *Pediatrics*, vol. 126, n° 2, p. 214-221 ; Barlett, C. P., Anderson, C. A. et Swing, E. L. (2009), « Video game effects confirmed, suspected, and speculative: A review of the evidence », *Simulation Gaming*, vol. 40, p. 377-403.

4. Christakis, D. A. *et al.* (2004), « Early television exposure and subsequent attentional problems in children », *Pediatrics*, vol. 111, n° 4, p. 708-713 ; Zimmerman, F. J. et Christakis, D. A. (2007), « Associations between content types of early media exposure and subsequent attentional problems », *Pediatrics*, vol. 120, n° 5, p. 986-992.

5. Christakis, D. A. (2010), « Infant media viewing: First, do no harm », *Pediatric Annals*, vol. 39, n° 9, p. 578-582.

6. Voir la note 18 du chapitre 2.

7. Voir la note 5 du chapitre 3 ; Christakis, D. A. (2008), « The effects of infant media usage: What do we know and what should we learn? », *Acta Paediatrica*, vol. 98, n° 1, p. 8-16.

8. Johnson, J. G. *et al.* (2007), « Extensive television viewing and the development of attention and learning difficulties during adolescence », *Archives of Pediatrics and Adolescent Medicine*, vol. 161, n° 5, p. 480-486 ; Hancox, R. J., Milne, B. J. et Poulton, R. (2005), « Association of television viewing during childhood with poor educational achievement », *Archives of Pediatrics and Adolescent Medicine*, vol. 159, n° 7, p. 614-618 ; Pagani, L. S. *et al.* (2010), « Prospective associations between early childhood television exposure and academic, psychosocial, and physical well-being by middle childhood », *Archives of Pediatrics and Adolescent Medicine*, vol. 164, n° 5, p. 425-431.

9. Montessori, M. (2017 [1965]), dans E. M. Standing (dir.), *The child in the Church*, Lake Ariel, Hillside Education (nous soulignons). Notre traduction.

10. Calfas, J. (2017), « Do fidget spinners really help with ADHD? Nope, experts say », magazines *Money* et *Time*.

6. L'apprentissage par la découverte guidée

1. Aquin, T. (2008 [1256-1259]), *Quaestiones disputatae De Veritate*, Question 11, Article 1, (moines de l'Abbaye Sainte-Madeleine du Barroux, trad. et éd.).

2. *Id.* Article 2.

3. *Id.* Article 1.

4. *Id.* Article 3.

5. Barker, J. E. *et al.* (2014), « Less-structured time in children's daily lives predicts self-directed executive functioning », *Frontiers in Psychology*, vol. 5.

6. Ginsburg, K. R., American Academy of Pediatrics, Committee on Communications, Committee on Psychosocial Aspects of Child and Family Health (2007), « The importance of play in promoting healthy child development and maintaining strong parent-child bonds », *Pediatrics*, vol. 119, n° 1, p. 182-191.

7. Barkley, R. A. (1997), « Behavioral inhibition, sustained attention, and executive functions: Constructing a unifying theory of ADHD », *Psychological Bulletin*, vol. 121, n° 1, p. 65-94.

8. Singer, J. L. (2002), « Cognitive and affective implications of imaginative play in childhood », *Child and adolescent psychiatry: A comprehensive textbook* (M. Lewis, dir., 3ᵉ éd., p. 252-263), Philadelphie, Lippincott Williams & Wilkins.

9. Engel, S. (2011), « Children's need to know: Curiosity in schools », *Harvard Educational Review*, vol. 81, n° 4, p. 625-645.

10. Kim, K. H. (2011), « The creativity crisis: The decrease in creative thinking scores on the Torrance Tests of Creative Thinking », *Creativity Research Journal*, vol. 23, n° 4, p. 285-295.

11. Csíkszentmihályi, M. (1975), *Beyond boredom and anxiety: Experiencing flow in work and play*, San Francisco, Jossey-Bass.

12. Goertzel, M. G. et Goertzel, V. H. (1960), « Intellectual and emotional climate in families procuring eminence », *Gifted Child Quarterly*, vol. 4, p. 59-60.

13. Johnson, J. G. (2007). Voir la note 35.

7. Le désir

1. Honoré, C. (2008), *Laissez les enfants tranquilles ! Halte aux emplois du temps surchargés et à la course à la performance !* (Santamans, A., trad.), Paris, Hachette Livre, coll. « Marabout ».

2. Aristote, Éthique à *Nicomaque*, livre 10 (nous soulignons).

8. La nature

1. American Academy of Pediatrics (n. d.), « Winter Safety Tips », *1/2, Safekids* [en ligne].

2. Carson, R. (1965), *The sense of wonder*, New York, Open Road Media. Notre traduction.

3. Flowers, W. (2007), *Ceremonia investidura grado honoris causa universidad Andrés Bello Dr. Woodie Flowers* [Cérémonie de remise du doctorat honorifique à Woodie Flowers par l'université Andrés Bello de Santiago, au Chili ; document PDF].

9. Les rythmes

1. Touchette, E. *et al.* (2009), « Short nighttime sleep-duration and hyperactivity trajectories in early childhood », *Pediatrics*, vol. 124, n° 5, p. 985-993 ; Bernier, A. *et al.* (2010), « Relations between physiological and cognitive regulatory systems: Infant sleep regulation and subsequent executive functioning », *Child Development*, vol. 81, n° 6, p. 1739-1752 ; Ednick, M. *et al.* (2009),

« A review of the effects of sleep during the first year of life on cognitive, psychomotor, and temperament development », *Sleep*, vol. 1, n° 32, p. 1449-1458 ; Beebe, D. W. (2011), « Cognitive, behavioral, and functional consequences of inadequate sleep in children and adolescents », *Pediatric Clinics of North America*, vol. 58, p. 649-665 ; Berger, R. H. *et al.* (2011), « Acute sleep restriction effects on emotion responses in 30- to 36-month-old children », *Journal of Sleep Research*, vol. 21, n° 3, p. 235-247.

2. American Academy of Pediatrics (2016), « Media and young minds » et « Media use in school-aged children and adolescents », *Pediatrics*, vol. 138, n° 5.

10. L'hyper-éducation : la génération *Baby Einstein*®

1. Voir la note 5 du chapitre 6.

12. Le silence

1. Schmitt, M. E. *et al.* (2008), « The effect of background television on the toy play behavior of very young children », *Child Development*, vol. 79, n° 4, p. 1137-1151.

2. Tanimura, M., Okuma, K. et Kyoshima, K. (2007), « Television viewing, reduced parental utterance, and delayed speech development in infants and young children », *Archives of Pediatrics and Adolescent Medicine*, vol. 161, n° 6, p. 618-619 ; Mendelsohn, A. L., Berkule, S. B. et Tomopoulos, S. (2008), « Infant television and video exposure associated with limited parent-child verbal interactions in low socioeconomic status households », *Archives of Pediatrics and Adolescent Medicine*, vol. 162, n° 5, p. 411-417 ; Christakis, D. A. *et al.* (2009), « Audible television and decreased adult words, infant vocalizations, and conversational turns: A population-based study », *Archives of Pediatrics and Adolescent Medicine*, vol. 162, n° 5, p. 411-417.

3. Guardini, R. (1981), « La situación incomplete del hombre actual », *Obras Selectas I*, Madrid, Ediciones Cristiandad.

4. Promethean (2012), *Educación 3.0, la revista para el aula del siglo XXI* [Éducation 3.0, le magazine pour la classe du xxiᵉ siècle], vol. 6, n° 28.

5. Richtel, M. (2011), « A Silicon Valley school that doesn't compute », *The New York Times* [en ligne].

6. Bilton, N. (2014), « Steve Jobs was a Low-Tech Parent », *The New York Times* [en ligne].

7. Bowles, N. (2018), « The Digital Gap Between Rich and Poor Kids Is Not What We Expected », *The New York Times* [en ligne].

8. Rowlands, I., Nicholas, D., Williams, P., Huntington, P., Fieldhouse, M., Gunter, B. *et al.* (2008), « The Google generation: The information behaviour of the researcher of the future », *Art Libraries Journal*, vol. 35, n° 1, p. 18-21.

9. Kirschner, P., De Bruyckere, P. (2017), « The myths of the digital native and the multitasker », *Teaching and Teacher Education*, vol. 67, p. 135-142.

10. Carr, N. (2008), « Is Google making us stupid? What the Internet is doing to our brains », *The Atlantic*, vol. 301, n° 6. Notre traduction.

13. Le rituel

1. Saint-Exupéry, A. (1943), *Le Petit Prince*.

14. L'éducateur, tremplin pour l'exploration

1. Voir la note 10 du chapitre 6.

2. Kirschner, P. A., Sweller, J. et Clark, R. E. (2006), « Why minimal guidance during instruction does not work: An analysis of the failure of constructivist, discovery, problem-based, experiential, and inquiry-based teaching », *Journal of Educational Psychology*, vol. 41, p. 75-86 ; Mayer, R. E. (2004), « Should there be a three-strikes rule against pure discovery learning? », *American Psychologist*, vol. 59, p. 14-19 ; Bryant, J. *et al.* (2017), *Drivers of student performance: Insights from North America* [en ligne].

3. Barber, M. et Mourshed, M. (2007), *How the world's best-performing school systems came out on top*, site Web de McKinsey & Company.

4. Société canadienne de pédiatrie (2017), « Screen time and young children: Promoting health and development in a digital world », *Paediatrics & Child Health*, vol. 22, n° 8, p. 461-468.

5. Lerner, C. et Barr, R. (2014), « Screen sense: Setting the record straight; Research-based guidelines for screen use for children under 3 years old », *Zero to Three* [en ligne] Klein-Radukic, S. et Zmyj, N. (2016), « The relation between contingency preference and imitation in 6-8-month-old infants », *International Journal of Behavioral Development*, vol. 40, n° 2, p. 173-180 ; Moser, A. *et al.* (2015), « They can interact, but can they learn? Toddlers'

transfer learning from touchscreens and television », *Journal of Experimental Child Psychology*, nᵒ 137, p. 137-155 ; Barr, R. (2010), « Transfer of learning between 2D and 3D sources during infancy : Informing theory and practice », *Developmental Review*, vol. 30, nᵒ 2, p. 128-154.

6. Canfield Fisher, D. (1914), *Mothers and children*, New York, H. Holt and Company.

15. Le mystère

1. Planck, M. (1932), *Where is science going?*, Norton & Company.
2. Voir la note 18 du chapitre 2.
3. Voir la note 5 du chapitre 3.
4. Vandewater, E. A., Bickham, D. S. et Lee, J. H. (2006), « Time well spent? Relating television use to children's free-time activities », *Pediatrics*, vol. 117, nᵒ 2.
5. Vandewater, E. A. *et al.* (2005), « When the television is always on : Heavy television exposure and young children's development », *American Behavioral Scientist*, vol. 48, nᵒ 5, p. 562-577.
6. ParticipACTION (2016), « Les enfants canadiens sont-ils trop fatigués pour bouger ? », *Le Bulletin de l'activité physique chez les jeunes de ParticipACTION 2016* [en ligne].

16. La beauté

1. Montessori, M. (texte de la conférence donnée à Bruxelles), *Généralités sur ma méthode* (1922), dans Jean Houssaye (dir.), *Quinze pédagogues, textes choisis*, Paris, A. Colin, 1995. p. 153-161.
2. Janouch, G. (1978 [1920]), *Conversations avec Franz Kafka*, Maurice Nadeau.

17. La sensibilité

1. Voir la note 1 du chapitre 3.
2. TED (2011, 28 décembre), *TedxRainier–Dimitri Christakis–Media and children.* Récupéré de https://www.youtube.com/watch?v=BoT7qH_uVNo.
3. Kirsh, S. J. et Mounts, J. R. (2007), « Violent video game play impacts facial emotion recognition », *Aggressive Behavior*, vol. 33, p. 353-358.
4. Ophir, E., Nass, C. et Wagner, A. D. (2009), « Cognitive control in media multitaskers », *Proceedings of the National*

Academy of Sciences of the United States of America, vol. 106, n° 37, p. 15583-15587.

5. L'Ecuyer, C. (2014), « The Wonder Approach to learning », *Frontiers in Human Neuroscience* [en ligne].

18. La laideur

1. Aquinas, T. (1965), *The pocket Aquinas* (4ᵉ éd.) (V. J. Bourke, trad.), New York, Washington Square Press.
2. Jodorowsky, A. (2004), *La danse de la réalité* (Lhermiller, N. et Lhermiller, A., trad.), Paris, Albin Michel.
3. Voir la note 69.

21. Le citoyen invisible

1. Montessori, M. (2017 [1965]), dans E. M. Standing (dir.), *The child in the Church*, Lake Ariel, Hillside Education (nous soulignons). Notre traduction.

BIBLIOGRAPHIE

American Academy of Pediatrics (n. d.), « Winter Safety Tips », *1/2*, *Safekids.* Consulté en juillet 2014.

American Academy of Pediatrics (1968), « The Doman-Delacato treatment of neurologically handicapped children », *Neurology*, 18, p. 1214-1215.

American Academy of Pediatrics (1999), « The treatment of neurologically impaired children using patterning », *Pediatrics*, 104, p. 1149-1151.

American Academy of Pediatrics (2011), « Policy statement on media use by children younger than 2 years », *Pediatrics*, 128 (5), p. 1040-1045.

American Academy of Pediatrics (2016), « Media and young minds », *Pediatrics*, 138 (5). En ligne : http://doi.org/10.1542/peds.2016-2591

American Academy of Pediatrics (2016), « Media use in school-aged children and adolescents », *Pediatrics*, 138 (5). En ligne : http://doi.org/10.1542/peds.2016-2592

Aquinas, T. (1965), *The pocket Aquinas* (4ᵉ éd.) (V. J. Bourke, trad.), New York, Washington Square Press.

Aquin, T. (2008), *Questiones disputatae de veritate* (Moines de l'Abbaye Sainte-Madeleine du Barroux, trad. et éd.). (Œuvre originale publiée en 1256-1259.)

Aquin, T. (2009), *Summa Theologiae* (Fathers of the English Dominican Province, trad.), NovAntiqua Press (Œuvre originale publiée en 1485).

Barber, M. et Mourshed, M. (2007), *How the world's best-performing school systems came out on top*. En ligne : https://www.mckinsey.com/industries/ social-sector/our-insights/how-the-worlds-best-performing-school-systems-come-out-on-top

Barker, J. E., Semenov, A. D., Michaelson, L., Provan, L. S., Snyder, H. R. et Munakata, Y. (2014), « Less-structured time in children's daily lives predicts self-directed executive functioning », *Frontiers in Psychology*. En ligne : http://doi.org/10.3389/fpsyg.2014.00593

Barkley, R. A. (1997), « Behavioral inhibition, sustained attention, and executive functions: Constructing a unifying theory of ADHD », *Psychological Bulletin*, 121 (1), p. 65-94.

Barlett, C. P., Anderson, C. A. et Swing, E. L. (2009), « Video game effects confirmed, suspected, and speculative: A review of the evidence », *Simulation Gaming*, 40, p. 377-403.

Barr, R. (2010), « Transfer of learning between 2D and 3D sources during infancy: Informing theory and practice », *Developmental Review*, 30 (2), p. 128-154.

Beebe, D. W. (2011), « Cognitive, behavioral, and functional consequences of inadequate sleep in children and adolescents », *Pediatric Clinics of North America*, 58, p. 649-665.

Berger, J. et Milkman, K. (2011), « What makes online content viral ? », *Journal of Marketing Research*. En ligne :
http://doi.org/10.1509/jmr.10.0353

Berger, R. H., Miller, A. L., Seifer, R., Cares, S. R. et Lebourgeois, M. K. (2011), « Acute sleep restriction effects on emotion responses in 30- to 36-month-old children », *Journal of Sleep Research*, 21 (3), p. 235-247.

Bernier, A., Carlson, S. M., Bordeleau, B. et Carrier, J. (2010), « Relations between physiological and cognitive regulatory systems: Infant sleep regulation and subsequent executive functioning », *Child Development*, 81 (6), p. 1739-1752.

Bilton, N. (2014), « Steve Jobs was a Low-Tech Parent », *The New York Times*. En ligne.

Bowles, N. (2018), « Silicon Valley Nannies are Phone Police for Kids », *The New York Times*. En ligne.

Bowles, N. (2018), « The Digital Gap Between Rich and Poor Kids Is Not What We Expected », *The New York Times*. En ligne.

Bryant, J., Dorn, E., Kihn, P., Krawitz, M., Mourshed, M. et Sarakatsannis, J. (2017), *Drivers of student performance: Insights from North America*. En ligne :
https://www.mckinsey.com/~/media/McKinsey/
Industries/Social%20Sector/Our%20Insights/
Drivers%20of%20student%20performance%20
Insights%20from%20North%20America/
Drivers-of-Student-Performance-Insights-from-
North-America.ashx

Calfas, J. (2017, 11 mai), « Do fidget spinners really help with ADHD? Nope, experts say », *Money, Time*. En ligne :
http://time.com/money/4774133/fidget-spinners-adhd-anxiety-stress

Canfield Fisher, D. (2008), *Mothers and Children*, Whitefish, Kessinger Publishing. (Œuvre originale publiée en 1914).

Carr, N. (2008), « Is Google making us stupid? What the Internet is doing to our brains », *The Atlantic*, 301 (6). En ligne :
http://www.theatlantic.com/doc/200807/google

Carson, R. (2011), *The sense of wonder*, New York, Open Road Media.

Chesterton, G. K. (2004), *Orthodoxy*, Whitefish, Kessinger Publishing.

Chonchaiya, W. et Pruksananonda, C. (2008), « Television viewing associates with delayed language development », *Acta Paediatrica*, 97 (7), p. 977-982.

Christakis, D. A. (2008), « The effects of infant media usage: What do we know and what should we learn? », *Acta Paediatrica*, 98 (1), p. 8-16.

Christakis, D. A. (2010), « Infant media viewing: First, do no harm », *Pediatric Annals*, 39 (9), p. 578-582.

Christakis, D. A. (2011), « The effects of fast-pace cartoons », *Pediatrics*, 128 (4). En ligne :
http://doi.org/10.1542/peds.2011-2071

Christakis, D. A., Gilkerson, J., Richards, J. A., Zimmerman, F. J., Garrison, M. M., Xu, D., Yapanel, U., *et al.* (2009), « Audible television and decreased adult words, infant vocalizations, and conversational turns: A population-based study », *Archives of Pediatrics and Adolescent Medicine*, 162 (5), p. 411-417.

Christakis, D. A., Ramirez, J. S. B. et Ramirez, J. M. (2012), « Overstimulation of newborn mice leads to behavioural differences and deficits in cognitive performance », *Scientific Reports* 2, n° 546. En ligne : http://doi.org/10.1038/srep00546

Christakis, D. A., Zimmerman, F. J., DiGiuseppe, D. L. et McCarty, C. A. (2004), « Early television exposure and subsequent attentional problems in children », *Pediatrics*, 111 (4), p. 708-713.

Csíkszentmihályi, M. (1975), *Beyond boredom and anxiety: Experiencing flow in work and play*, San Francisco, Jossey-Bass.

Dekker, S., Lee, N. C., Howard-Jones, P. et Jolles, J. (2012), « Neuromyths in education: Prevalence and predictors of misconceptions among teachers », *Frontiers in Psychology*, 3, 429. En ligne : http://doi.org/10.3389/fpsyg.2012.00429

Deligiannidi, K. et Howard-Jones, P. A. (2015), « The neuroscience literacy of teachers in Greece », *Social and Behavioral Sciences*, 174, p. 3909-3915.

Ednick, M., Cohen, A. P., McPhail, G. L., Beebe, D., Simakajornboon, N. et Amin, R. S. (2009), « A review of the effects of sleep during the first year of life on cognitive, psychomotor, and temperament development », *Sleep*, 1 (32), p. 1449-1458.

Engel, S. (2011), « Children's need to know: Curiosity in schools », *Harvard Educational Review*, 81 (4), p. 625-645.

Ferrero, M., Garaizar, P. et Vadillo, M. (2016), « Neuromyths in education: Prevalence among Spanish teachers and an exploration of cross-cultural variation », *Frontiers in Human Neuroscience*, 10, 496.

Flowers, W. (2007, 23 octobre), Cérémonie de remise du doctorat honorifique à Woodie Flowers par l'université Andrés Bello de Santiago du Chili. En ligne : https://web.archive.org/web/20110929144708/http://www.unab.cl/flowers/descargas/discurso2.pdf

Garrison, M. M. et Christakis, D. A. (2005), *A teacher in the living room: Educational media for babies, toddlers, and preschoolers*, Menlo Park, The Henry J. Kaiser Family Foundation.

Ginsburg, K. R., American Academy of Pediatrics, Committee on Communications, Committee on Psychosocial Aspects of Child and Family Health (2007), « The importance of play in promoting healthy child development and maintaining strong parent-child bonds », *Pediatrics*, 119 (1), p. 182-191.

Goertzel, M. G. et Goertzel, V. H. (1960), « Intellectual and emotional climate in families procuring eminence », *Gifted Child Quarterly*, 4, p. 59-60.

Goodrich, S. A., Pempek, T. A. et Calvert, S. L. (2009), « Formal production features of infant and toddler DVDs », *Archives of Pediatrics & Adolescent Medicine*, 163 (12), p. 1151-1156.

Goswami, U. (2006), « Neuroscience and education: From research to practice », *Nature Reviews Neuroscience*, 7, p. 406-413.

Guardini, R. (1981), *La situación incompleta del hombre actual*, Madrid, Ediciones Cristiandad.

Hancox, R. J., Milne, B. J. et Poulton, R. (2005), « Association of television viewing during childhood with poor educational achievement », *Archives of Pediatrics and Adolescent Medicine*, 159 (7), p. 614-618.

Henry J. Kaiser Family Foundation (The) (2004), *Parents, media and public policy: A Kaiser Family Foundation survey*, Menlo Park, The Henry J. Kaiser Family Foundation.

Honoré, C. (2008), *Laissez les enfants tranquilles ! Halte aux emplois du temps surchargés et à la course à la performance !* (Santamans, A., trad.), Paris, Hachette Livre, coll. « Marabout ».

Howard-Jones, P. (2007), *Neuroscience and education: Issues and opportunities*, commentaire du Teacher and Learning Research Programme [Programme de recherche sur l'enseignement et l'apprentissage] (TLRP), Londres, Conseil de recherche économique et sociale. En ligne :
http://www.bristol.ac.uk/education/people/
academicStaff/edpahj/publications/comm.pdf

Howard-Jones, P. A. (2014), « Neuroscience and education: Myths and messages », *Nature Reviews Neuroscience*, 15, p. 817-824.

Huxley, T. H. et Youmans, W. J. (1868), *The elements of physiology and hygiene: A text-book for educational institutions*, New York, Appleton & Co.

Hyatt, K. J. (2007), « Brain Gym® building stronger brains or wishful thinking ? », *Remedial and Special Education*, 28 (2), p. 117-124.

Infant, preschooler DVDs (2005, 14 février), *Drug Store News*, 27 (2), 38. En ligne :
http://connection.ebscohost.com/c/
articles/16139638/infant-preschooler-dvds

Janouch, G. (1978), *Conversations avec Franz Kafka*, Paris, Maurice Nadeau.

Johnson, J., Cohen, P., Kasen, S. et Brook, J. S. (2007), « Extensive television viewing and the development of attention and learning difficulties during adolescence », *Archives of Pediatrics and Adolescent Medicine*, 161 (5), p. 480-486.

Kim, K. H. (2011), « The creativity crisis: The decrease in creative thinking scores on the Torrance Tests of Creative Thinking », *Creativity Research Journal*, 23 (4), p. 285-295.

Kirschner, P., De Bruyckere, P. (2017), « The myths of the digital native and the multitasker », *Teaching and Teacher Education*, 67, p. 135-142.

Kirschner, P. A., Sweller, J. et Clark, R. E. (2006), « Why minimal guidance during instruction does not work: An analysis of the failure of constructivist, discovery, problem-based, experiential, and inquiry-based teaching », *Journal of Educational Psychology*, 41, p. 75-86. En ligne : http://doi.org/10.1207/s15326985ep4102_1

Kirsh, S. J. et Mounts, J. R. (2007), « Violent video game play impacts facial emotion recognition », *Aggressive Behavior*, 33, p. 353-358.

Klein-Radukic, S. et Zmyj, N. (2016), « The relation between contingency preference and imitation in 6-8-month-old infants », *International Journal of Behavioral Development*, 40 (2), p. 173-180.

Kuhl, P. K., Tsao, F. M. et Liu, H. M. (2003), « Foreign-language experience in infancy: Effects of short-term exposure and social interaction on phonetic learning », *Proceedings of the National Academy of Sciences of the United States of America*, 100 (15), p. 9096-9101.

L'Ecuyer, C. (2014), « The Wonder Approach to learning », *Frontiers in Human Neuroscience*. En ligne : http://doi.org/10.3389/fnhum.2014.00764

Lerner, C. et Barr, R. (2014), « Screen sense: Setting the record straight; Research-based guidelines for screen use for children under 3 years old », *Zero to Three*. En ligne :
https://www.zerotothree.org/resources/series/screen-sense-setting-the-record-straight

Linebarger, D. L. et Walker, D. (2005), « Infants' and toddlers' television viewing and language outcomes », *American Behavioral Scientist*, 48 (5), p. 624-645.

Mayer, R. E. (2004), « Should there be a three-strikes rule against pure discovery learning? », *American Psychologist*, 59, p. 14-19.

Mendelsohn, A. L., Berkule, S. B. et Tomopoulos, S. (2008), « Infant television and video exposure associated with limited parent-child verbal interactions in low socioeconomic status households », *Archives of Pediatrics and Adolescent Medicine*, 162 (5), p. 411-417.

Montessori, M. (texte de la conférence donnée à Bruxelles), dans Jean Houssaye (dir.), *Généralités sur ma méthode* (1922), Quinze pédagogues, textes choisis, Paris, A. Colin, 1995. p. 153-161.

Montessori, M. (1965), dans E. M. Standing (dir.), *The child in the Church*, Lake Ariel, Hillside Education.

Montessori, M. (2003), *L'Esprit absorbant de l'enfant*, Paris, Desclée de Brouwer.

Moser, A., Zimmerman, L., Dickerson, K., Grenell, A., Barr, R. et Gerhardstein, P. (2015), « They can interact, but can they learn? Toddlers' transfer learning from touchscreens and television », *Journal of Experimental Child Psychology*, 137, p. 137-155.

Ophir, E., Nass, C. et Wagner, A. D. (2009), « Cognitive control in media multitaskers », *Proceedings of the*

National Academy of Sciences of the United States of America, 106 (37), p. 15583-15587.

Organisation de coopération et de développement économiques (2002), *Understanding the brain: Towards a new learning science*, Paris, OCDE.

Pagani, L. S., Fitzpatrick, C., Barnett, T. A. et Dubow, E. (2010), «Prospective associations between early childhood television exposure and academic, psychosocial, and physical well-being by middle childhood», *Archives of Pediatrics and Adolescent Medicine*, 164 (5), p. 425-431.

Pei, X., Howard-Jones, P. A., Zhang, S., Liu, X. et Jin, Y. (2015), «Teachers' understanding about the brain in East China», *Social and Behavioral Sciences*, 194, p. 3681-3688.

Planck, M. (1932), *Where is science going?*, New York, W. W. Norton & Company.

Postman, N. (2010), *Se distraire à en mourir*, Paris, Nova, p. 222.

Promethean (2012), *Educación 3.0, la revista para el aula del siglo XXI* [*Éducation 3.0, le magazine pour la classe du xxie siècle*], 6, 28.

Richert, R. A., Robb, M. B., Fender, J. G. et Wartella, E. (2010), «Word learning from baby videos», *Archives of Pediatrics & Adolescent Medicine*, 164 (4), p. 432-437.

Richtel, M. (2011, 22 octobre), «A Silicon Valley school that doesn't compute», *The New York Times*. En ligne.

Rowlands, I., Nicholas, D., Williams, P., Huntington, P., Fieldhouse, M., Gunter, B. *et al.* (2010), «The Google generation: The information behaviour of the researcher of the future », *Art Libraries Journal*, 35 (1), p. 18-21.

Saint-Exupéry, A. (1943), *Le Petit Prince*, Paris, Gallimard.

Schmitt, M. E., Pempek, T. A., Kirkorian, H. L., Lund, A. F. et Anderson, D. R. (2008), « The effect of background television on the toy play behavior of very young children », *Child Development*, 79 (4), p. 1137-1151.

Siegel, J. D. (1999), *Toward a biology of compassion : Relationships, the brain and the development of mindsight across the lifespan.* Document présenté à Jean-Paul II et au Conseil pontifical pour la famille.

Siegel, J. D. (2001), « Toward an interpersonal neurobiology of the developing mind: Attachment relationships, "mindsight", and neural integration », *Infant Mental Health Journal*, 22 (1-2), p. 67-94.

Singer, J. L. (2002), « Cognitive and affective implications of imaginative play in childhood », dans M. Lewis (éd.), *Child and adolescent psychiatry: A comprehensive textbook* (3e éd.), Philadelphie, Lippincott Williams & Wilkins.

Société canadienne de pédiatrie (2017), « Le temps d'écran et les jeunes enfants : promouvoir la santé et le développement dans un monde numérique », *Paediatrics & Child Health*, 22 (8), p. 461-468.

Swing, E. L., Gentile, D. A., Anderson, C. A. et Walsh, D. A. (2010), « Television and video game exposure and the development of attention problems », *Pediatrics*, 126 (2), p. 214-221.

Tanimura, M., Okuma, K. et Kyoshima, K. (2007), « Television viewing, reduced parental utterance, and delayed speech development in infants and young children », *Archives of Pediatrics and Adolescent Medicine*, 161 (6), p. 618-619.

TED (2011, 28 décembre), *TedxRainier–Dimitri Christakis–Media and children*. En ligne : https://www.youtube.com/watch?v=BoT7qH_uVNo

Tomopoulos, S., Dreyer, B. P., Berkule, S., Fierman, A. H., Brockmeyer, C. et Mendelsohn, A. L. (2010), « Infant media exposure and toddler development », *Archives of Pediatrics & Adolescent Medicine*, 164 (12), p. 1105-1111.

Touchette, E., Côté, S., Petit, D., Xuecheng, L., Boivin, M., Falissard, B., Montplaisir, J. Y. *et al.* (2009), « Short nighttime sleep-duration and hyperactivity trajectories in early childhood », *Pediatrics*, 124 (5), p. 985-993.

U. S. Department of Health and Human Services (1999), *Mental health: A report of the surgeon general*, Rockville, Administration National Institute of Mental Health, Department of Health and Human Services, Substance Abuse and Mental Health Services.

U. S. Department of Health and Human Services (2011), *Head Start impact study*, Washington.

Vandewater, E. A., Bickham, D. S. et Lee, J. H. (2006), « Time well spent? Relating television use to children's free-time activities », *Pediatrics*, 117 (2).

Vandewater, E. A., Bickham, D. S., Lee, J. H., Cummings, H. M., Wartella, E. A. et Rideout, V. J. (2005), « When the television is always on: Heavy television exposure and young children's development », *American Behavioral Scientist*, 48 (5), p. 562-577.

Watson, J. B. (1930), *Behaviorism*, Chicago, University of Chicago Press.

Zimmerman, F. J. et Christakis, D. A. (2007), «Associations between content types of early media exposure and subsequent attentional problems», *Pediatrics*, 120 (5), p. 986-992.

Zimmerman, F. J., Christakis, D. A. et Meltzoff, A. N. (2007), «Associations between media viewing and language development in children under age 2 years», *The Journal of Pediatrics*, 151 (4), p. 364.

BIOGRAPHIE DE L'AUTEURE

Catherine L'Ecuyer est détentrice d'un baccalauréat en droit, d'une maîtrise en administration des affaires (MBA), d'une maîtrise en recherche en sciences sociales et d'un doctorat en sciences de l'éducation et psychologie. Cette Québécoise mère de quatre enfants habite actuellement à Barcelone, en Espagne, où elle est chercheuse, consultante, conférencière et auteure de nombreuses publications portant sur l'éducation et la psychologie des enfants. Son premier livre, *Cultiver l'émerveillement* (*Educar en el asombro*), publié en 8 langues dans quelque 60 pays, a reçu une grande attention médiatique (plus de 200 interviews et reportages), soulevant l'intérêt de milliers de parents, d'éducateurs et de chercheurs du monde entier.

Le journal suisse *Frontiers in Human Neuroscience* a publié son article *The Wonder Approach to Learning*, transformant sa thèse en une nouvelle théorie de l'apprentissage. Elle a reçu le prix Pajarita 2015 pour la promotion de la culture du jeu, et a été invitée à prendre la parole devant la Commission pour l'éducation du

Parlement d'Espagne ainsi qu'au deuxième sommet européen sur l'éducation organisé par la Commission européenne. Elle a été consultante pour le gouvernement espagnol en matière d'utilisation des technologies numériques par les enfants, de même que pour l'État de Puebla au Mexique sur la question de la réforme préscolaire. Elle a publié un deuxième livre en 2015, *Educar en la realidad*, traitant de l'utilisation des médias numériques chez les enfants et les adolescents. Une récente entrevue vidéo produite dans le cadre du projet éducatif *Aprendemos Juntos* a été visionnée des millions de fois sur Internet.

En 2019, Catherine L'Ecuyer est parmi les auteurs d'un dossier brûlant sur l'utilisation précoce des appareils numériques publié par le Cerlalc de l'UNESCO. Conférencière prisée à l'échelle internationale, elle collabore actuellement au groupe de recherche Mind-Brain Group de l'université de Navarre et est chroniqueuse pour *El País*, l'un des plus grands journaux de langue espagnole.

Pour contacter l'auteure : agenda@catherinelecuyer.com

Site : www.catherinelecuyer-fr.com

Merci d'avoir choisi ce livre Eyrolles.
Nous espérons que votre lecture vous a plu et éclairé(e).

Nous serions ravis de rester en contact avec vous et de pouvoir vous
proposer d'autres idées de livres à découvrir, des événements avec nos
auteurs, des jeux-concours ou des lectures en avant-première.

Intéressé(e)? Inscrivez-vous à notre lettre d'information.
Pour cela, rendez-vous à l'adresse go.eyrolles.com/newsletter ou flashez
ce QR code (votre adresse électronique sera à l'usage unique des éditions
Eyrolles pour vous envoyer les informations demandées):

Vous êtes présent(e) sur les réseaux sociaux?
Rejoignez-nous pour suivre d'encore plus près nos actualités:

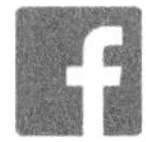

Eyrolles Psycho et Développement personnel

@EyrollesPsycho

Merci pour votre confiance.
L'équipe Eyrolles

P.S.: chaque mois, 5 lecteurs sont tirés au sort parmi les nouveaux inscrits
à notre lettre d'information et gagnent chacun 3 livres à choisir
dans le catalogue des éditions Eyrolles. Pour participer au tirage
du mois en cours, il vous suffit de vous inscrire dès maintenant sur
go.eyrolles.com/newsletter (règlement du jeu disponible sur le site)

Dépôt légal : septembre 2019

Imprimé en Allemagne par BoD

www.ingramcontent.com/pod-product-compliance
Lightning Source LLC
LaVergne TN
LVHW050420060726
842526LV00008B/2685